シリーズ「子どものこころの発達を知るシリーズ」は、まずは親、教師、地域の保健福祉の担当者、そしてプライマリケアを担う小児科医をはじめとする子どもの心の健康を身近で支え、子どもの心の諸問題に最初に関わることになる大人たちに、精神疾患やその関連領域の問題に関するバランスのよい情報を提供する目的で企画されました。

本シリーズは、疾患や問題の概念を現在世に流れているような誤解や偏見から解き放ち、正しく中立的な概念をわかりやすく提供し、定義、診断、治療・支援、予後など、それらの全体像を知ってもらう手助けとなることを目指します。

とりわけ身近な大人たちが、自分に何ができるか、何をなすべきかについて考え始めるきっかけとなるようなシリーズになったら素晴らしいと思っています。

シリーズ監修者　齊藤万比古

アスペルガー症候群の
（高機能自閉症スペクトラム）
子どもたち

その病像論の
誕生から消滅まで

飯田順三　編著
奈良県立医科大学医学部看護学科人間発達学教授

太田豊作　著
奈良県立医科大学精神医学講座助教

山室和彦　著
奈良県立医科大学附属病院

子どもの
こころの
発達を知る
シリーズ

02

合同出版

はじめに

近年、発達障害を抱える子どもたちへの関心が非常に高まってきています。

かつて、発達障害の子どもといえば知的障害をかかえた子どもを想定していました。自閉症は存在しても非常にまれな疾患と見なされていて、その多くが知的障害を伴っていると考えられていました。

しかし、英国の精神科医ローナ・ウィングが知的障害の見られない自閉的傾向を示す子どもたちをアスペルガー症候群と呼ぶようになってから、このような子どもたちが多数存在することがわかってきました。同時に自閉症の概念も拡大していき、広汎性発達障害としてとらえられるようになり、有病率も以前は１万人に数人と推定されていたのですが、いまでは１１０人に１人と考えられています。

日本でも、現在、発達障害は大きな社会的問題と考えられるようになり、２００５年には「発達障害者支援法」が施行されました。また、２００６年には「学校教育法施行規則一部改正」が施行され、特別支援教育が始まりました。

さらに知的障害のない発達障害は児童期には見過ごされがちで、思春期から成人期になって初めて本人や周囲が気づいてクリニックを受診するケースが増えてきました。うつ状態を訴えて受診しても、その根底に発達障害がある患者さんが多くなってきており、精神医学の世界では発達障害をキーワードとして大きな変化がおこってきています。

　このような状況のなかで（２０１３年）米国の精神医学の診断基準であるＤＳＭ－Ⅳ（２０００年刊行）がＤＳＭ－５に改訂されました。この改訂では広汎性発達障害の診断基準が大きく変更され、広汎性発達障害の下位分類にあった自閉性障害、崩壊性障害、レット障害、アスペルガー障害、特定不能の広汎性発達障害の診断名がすべてなくなり、自閉症スペクトラムという診断名に統合されています。つまり、これまでのアスペルガー障害という診断名もなくなり、しいていえば高機能自閉症スペクトラムとなります。

　編者たちは、ここまでの発達障害の概念を大きく変える原動力になったアスペルガー症候群について、その診断や治療、支援の歴史をたどることは、これから高機能自閉症スペクトラムをどのようにとらえるかを考えるうえで非常に有意義であると考えています。

　本書では、現在におけるアスペルガー症候群（高機能自閉症スペクトラム）の原因や病態に関する主要な研究を整理して、同時に治療や支援のあり方についてまとめました。とりわけ、いま社会的な要請が高まっている成人のアスペルガー症候群（高機能自閉症スペクトラム）に対する支援の実際も紹介しました。

本書が、当事者、保護者、関係の方々の参考になれば幸いです。

編者として記す　飯田順三

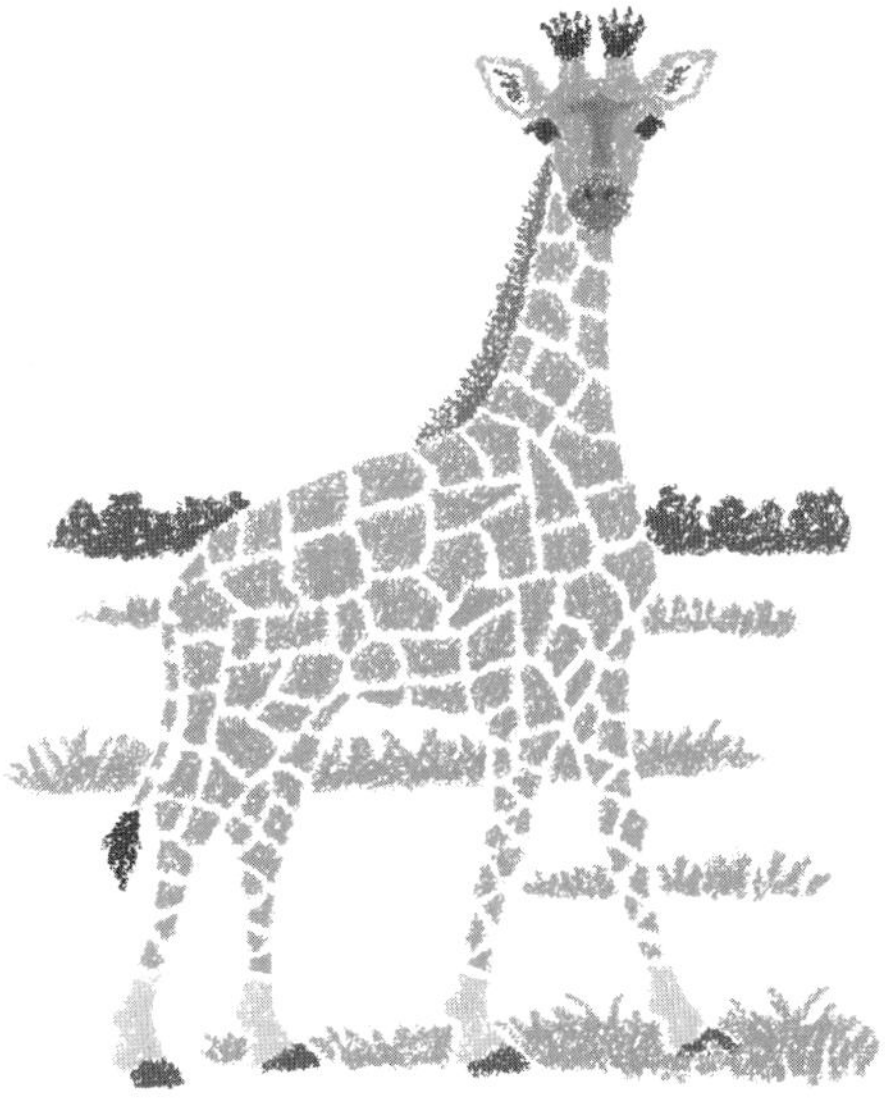

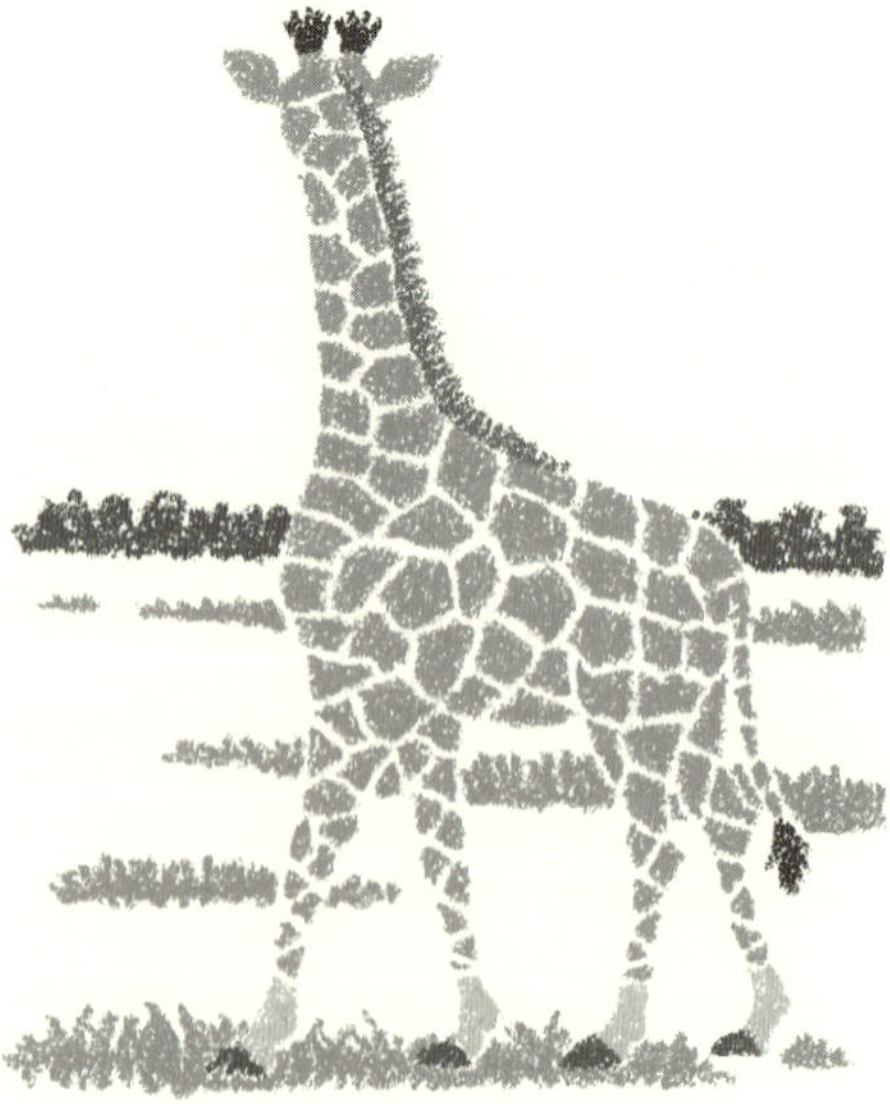

第1章

アスペルガー症候群の歴史

——誕生からその診断名が消えるまで

1 アスペルガー症候群の今日的立場

アスペルガー症候群とは、そもそも小児科医のハンス・アスペルガー*の論文「児童期における自閉的精神病質」に記載された子どもたちの臨床像に由来します。その後このアスペルガーの論文はあまり注目されませんでしたが、児童精神科医のローナ・ウィング*の論文によって「アスペルガー症候群」として復活します。そのウィングの論文が世界的に注目され、国際的な診断基準であるICD*-10（1990年）やDSM*-Ⅳ（1994年）に採用されることになり、診断名として定着します。

その際、自閉症の類縁疾患をふくむ枠組みができました。表1-1に示すように自閉症の類縁疾患のすべてをまず広汎性発達障害*としたうえで、その下位分類として自閉性障害、レット障害、小児期崩壊性障害、アスペルガー障害（症候群）、特定不能の広汎性発達障害とされました。

広汎性発達障害には、「3つ組の障害」があるとよくいわれています。「3つ組の障害」とは、

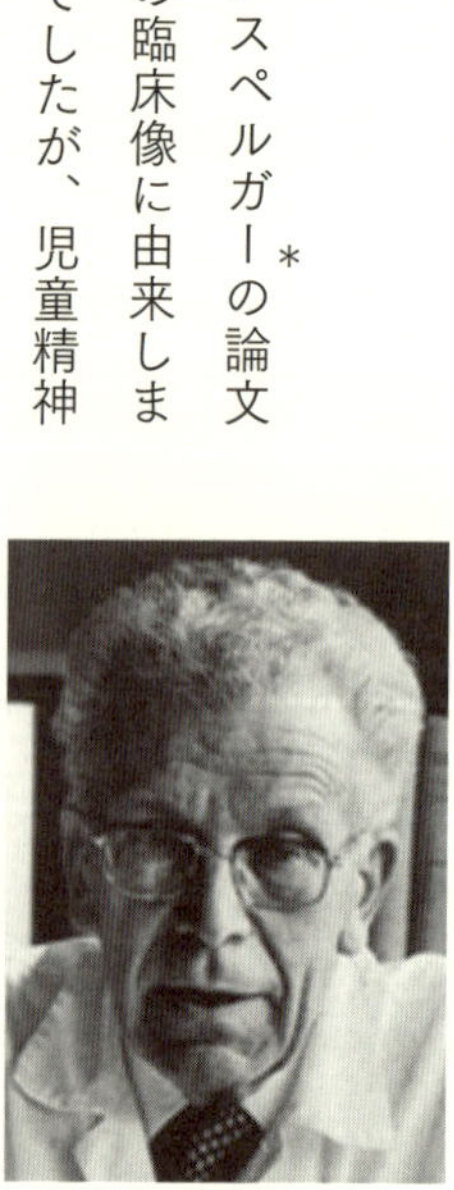

＊ハンス・アスペルガー（Hans Asperger 1906〜1980年）：オーストリアの小児科医。論文「児童期における自閉的精神病質」（1944年）。

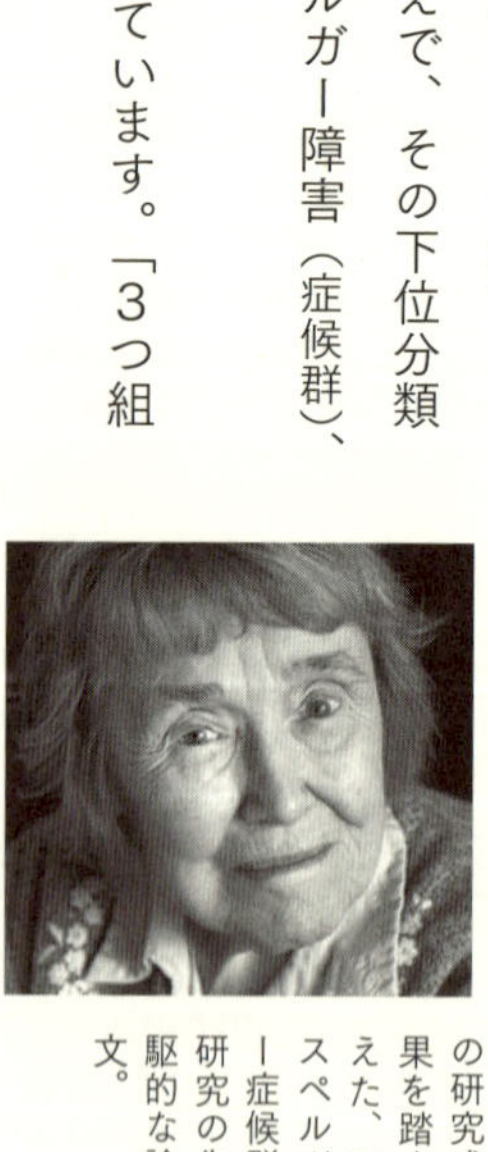

＊ローナ・ウィング（Lorna Wing 1928年〜）：児童精神科医。英国王立精神医学会フェロー。娘が自閉症だったことから自閉症スペクトラム障害の研究に携わり、英国自閉症協会（National Autistic Society：NAS）を設立（1962年）。Asperger's Syndrome：a Clinical Account（1981年）はアスペルガーの研究成果を踏まえた、アスペルガー症候群研究の先駆的な論文。

表 1-1　アスペルガー症候群と自閉症の類縁疾患（ICD-10 や DSM-Ⅳの分類）

DSM-Ⅳ	ICD-10
自閉性障害	小児自閉症
レット障害	レット症候群
崩壊性障害	その他の小児崩壊性障害
アスペルガー障害	アスペルガー症候群
その他の特定不能の広汎性発達障害（非定型自閉症をふくむ）	非定型自閉症
	精神遅滞と常動運動を伴う過動性障害
	その他の広汎性発達障害
	特定不能の広汎性発達障害

図 1-1　発達の分布と発達障害

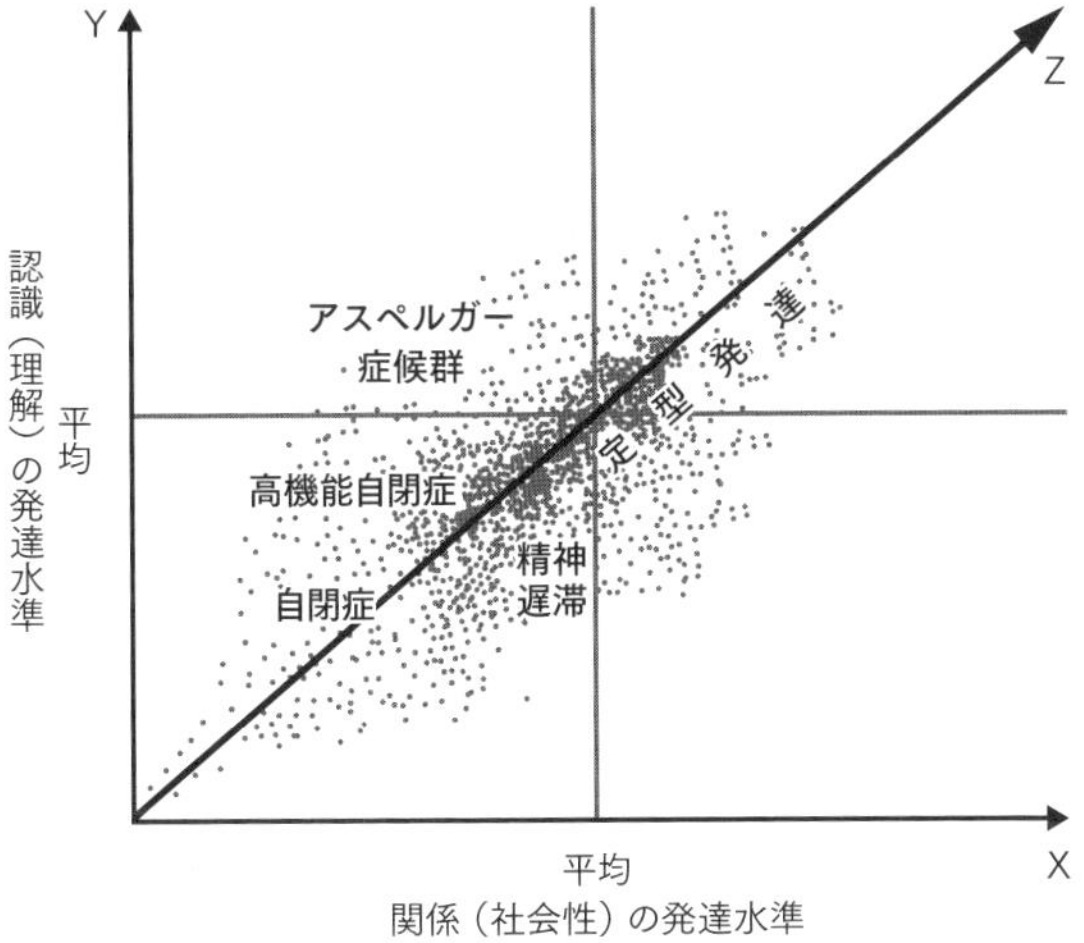

＊**ICD**：「疾病及び関連保健問題の国際統計分類」。死因や疾病の国際的な統計基準。WHOが公表。ICD-1は1900年発表。以降、9版まではほぼ10年ごと改訂。現在の10版（ICD-10）は1990年発表。精神医学の領域においてICD-10は、DSMと並ぶ2大基準。

＊**DSM**：精神障害の診断と統計の手引き（Diagnostic and Statistical Manual of Mental Disorders）は、精神障害に関する米国精神医学会が定めた診断する際の指針（ガイドライン）。世界各国で用いられている。1952年の初版（DSM-Ⅰ）以来、随時改定され、2013年にDSM-5が発表される。

＊**広汎性発達障害**：Pervasive Developmental Disorders：PDD。発達障害を「広汎性」と「特異的」なものに分けて考えてきた従来の概念によるもの。

❶社会性の障害
❷コミュニケーションの障害
❸反復的行動と狭い興味（想像性の障害：こだわり）

ですが、アスペルガー症候群とは、❷のコミュニケーションの障害が軽度で、認知機能に遅れがないものを指します。また、認知機能（認識の発達水準）と関係性（社会性）発達水準の点から考えると認知機能に遅れはないが、関係性（社会性）の発達が遅れているということになります（13ページ図1－1参照）[1]。

しかし、近年の研究で、高機能*自閉症とアスペルガー症候群には明確な差違が認められないことがわかり、両者を区別する意味がなくなりました。2013年に改訂されたDSM－5では、自閉症は健常からの連続体（スペクトラム）として存在するという考えに基づいて、アスペルガー症候群も自閉症スペクトラム（図1－2）という診断名に統合されました。

つまり、自閉症の下位分類（自閉性障害、レット障害、小児期崩壊性障害、アスペルガー障害（症候群）、特定不能の広汎性発達障害）は、すべて診断名が削除され、自閉症スペクトラム障害となります。これからはアスペルガー症候群は「高機能自閉症スペクトラム」と呼ばれるようになります。

さて、アスペルガー症候群という診断名が使われなくなってしまいますが、ア

＊**高機能**：「高機能」という言葉は、ここでは「知的障害がない」「知的遅れがない」の意味で使われている。

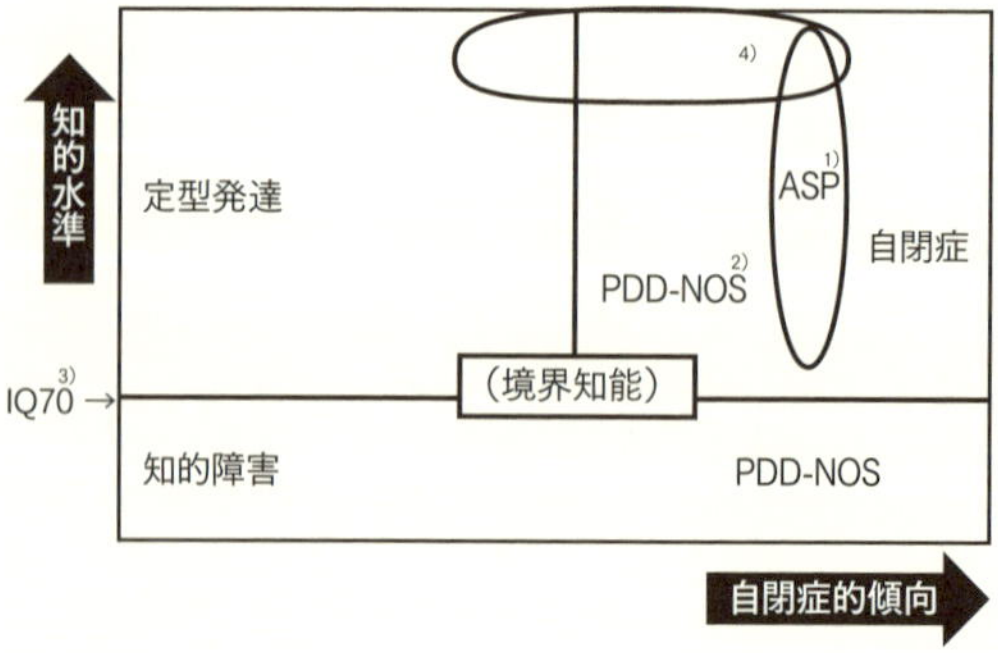

図1－2　自閉症スペクトラム
1）アスペルガー症候群
2）特定不能の広汎性発達障害
3）知能指数
4）見たところ自閉症に見えない高学歴の自閉症スペクトラム

スペルガー症候群をめぐる研究が精神医学の発達に及ぼした影響は大きなものがありました。

まずは、アスペルガー症候群という診断名の誕生から消滅までの歴史をたどってみたいと思います。

2 アスペルガーの論文「児童期における自閉的精神病質」

1）アスペルガーの研究

1943年、米国の精神科医のレオ・カナー*は共通の特徴をもつ11名の児童について報告し、この11人の示す病態を「早期幼児自閉症」と名づけました。この論文は、自閉症に関する最初の報告というだけではなく、児童精神医学の幕開けを宣言する金字塔になりました。この論文をきっかけに、それまであまり関心をもたれなかった児童の精神科的な問題に多くの研究者が目を向ける一大転換点となったのです。[2)]

このカナーの報告の翌年（1944年）、オーストリアの小児科医であるアスペルガーが「児童期における自閉的精神病質」という論文を発表しますが、カナー

＊レオ・カナー（Leo Kanner 1894〜1981年）：オーストリア出身の精神科医。米国で初めて児童精神科医を名乗った医師である。1943年に発表され、多大な影響を及ぼした論文「情動的交流の自閉的障害 "Autistic Disturbances of Affective Contact"」は、ハンス・アスペルガーの著作と並んで、現代の自閉症研究の基礎となっている。

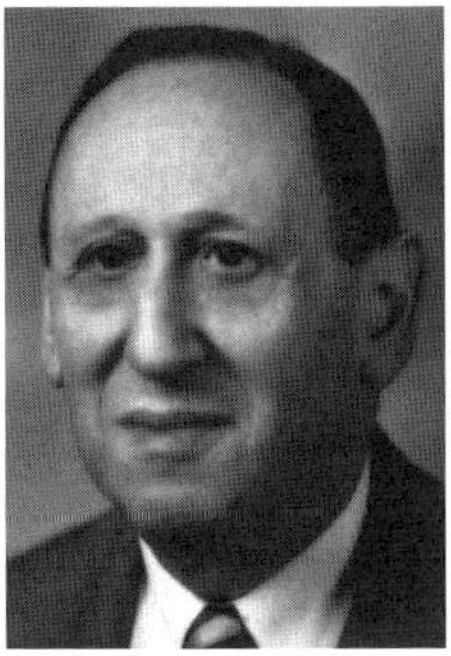

の論文とは違い、あまり注目されませんでした。これは第二次世界大戦後、医学の世界も英語圏が主流となったことと無関係ではないといわれています。

アスペルガーは、米国のカナーの論文を読まずに研究をしていました。

彼は6〜11歳の4人の男児の事例を報告しています。その子どもたちは言語と認知の能力が優れているように見える反面、社会的相互作用に顕著な障害を抱えていました。最も重要な徴候として、社会性の確立の困難性があるとされました。

その他の特徴として、以下をあげています。

❶極度に限定された興味への自己中心的な没頭があり、たとえば列車の時刻表に夢中になるのに自分の日課となる計画や予期ができない。

❷情緒面については自分の感情にうまく対処できず、知的に処理してしまいがちであり、共感性に乏しく社会的手がかりを理解しづらい、また、欲動と感情の起伏が激しく、人格に調和的に織りこまれておらず、過敏と鈍感が表裏になっている。

❸動きが不器用でぎこちなく、姿勢や歩き方が奇妙で、自分の身体の動きを空間的に把握するのが概して苦手である。また自分勝手な行動のために集団行動が困難であり、日常生活の基本的習慣が覚えられない。

❹言語とコミュニケーションの能力に関しては不自然な調子で、滑稽で嘲笑を誘うような言葉を発し、顔の表情や身振りの使い方、声の抑揚など非言語的な側面に障害が見られる。また自分が興味ある話題について長々と語る一方で相手の話は聞かない。

アスペルガーは、このような4人の男児の共通点を指摘しました。[3]

2）アスペルガーとカナーの違い

アスペルガーとカナーの指摘には多くの共通点がありましたが、片方のみが注目したものもあります。たとえば、カナーは言語障害に注目し、反響言語＊、人称の逆転＊などを記載していますが、アスペルガーの方は造語や大人のような言葉使いについて注目しています。また、アスペルガーは早期の発話・形式言語能力が獲得されていることも指摘しています。アスペルガーはカナー以上に運動障害を数多く指摘しています。

また、カナーは統合失調症＊との関連を念頭に特徴を記載していますが、アスペルガーの報告は統合失調症という文脈からは独立したものでした。統合失調症の

＊**反響言語**：他者が話した言語をくりかえして発声すること。オウムがえし。

＊**人称の逆転**：他人のすることを自分の立場に置き換えられずにそのまま真似するため、手のひらを自分側に向けてバイバイしたり、自分のことを「あなた」などの二人称で、相手のことを「わたし」などの一人称で呼んだりすること。

＊**統合失調症**：躁うつ病と並んで代表的な「精神病」で有病率はおおよそ0・5～2%。幻覚や妄想、知覚の歪み、ひとりごと、思考の中身が周囲に漏れているような感じ、思考や動作のまとまりのなさなどの誰が見ても明らかに異常とわかる陽性症状がある。一方で陰性症状として、社会的なひきこもり、意欲・集中力の低下、会話量の減少、思考や行動がパターン化してしまうことなどの症状が見られる。周囲の人からは「怠け者」「ゴロゴロしてるだけ」と誤解されやすい。統合失調症はこの他にも不眠や食欲の異常、不安症状、抑うつが見られる。

人が外的・社会的世界との接触を徐々に失っていくのに対して、自閉的精神病質の子どもたちは、最初から周囲と自分自身との間に隔絶があるという点で、両者に違いがあることを強調しました。

アスペルガーは早期の段階から自分が診察をしてきた一群の子どもたちのなかに統合失調症への移行例がないことを指摘し、パーソナリティ障害*であるシゾイド*との関連を念頭においていました。自閉的精神病質は、明らかに遺伝的、生来的なものであり、乳幼児期の終わりころからすでに特異性が認められることから、環境—体験反応ではなく、素質的パーソナリティ障害であると考えたのです。

このカナーとアスペルガーの自閉症に関する2つの概念は、日本の児童精神医学界にも紹介されて、大きな影響を与え、カナー型、アスペルガー型などと命名されて議論されてきました。しかし、先ほども紹介しましたように、第二次世界大戦の戦勝国であった米・英の英語圏が医学会においても主流となり、アスペルガーはオーストリア人でドイツ語論文であったため、関心をもたれませんでした。

アスペルガーはウィーン大学の小児科教授として20年間つとめ、障害児を中心とした臨床活動を続けました。その間、名著として知られる『治療教育学』（邦訳、平井信義、黎明書房、１９８３年）を刊行しています。彼が亡くなったのは１９８０年のことでした。

***パーソナリティ障害**：社会との交流において大多数の人とは違い、柔軟性がなく、不適応な反応や行動が長年にわたって持続しているというパーソナリティの偏りのある精神疾患のことである。その不適応な様式はその人の思考、感情、行動そして何よりも対人関係に表れる。

***シゾイド**：社会的関係への関心がなく、孤独を選ぶ傾向にあり、そして感情の表出が乏しい特徴をもつパーソナリティ障害のなかの一型。63ページ参照。

3　ウィングによるアスペルガー症候群の復活

1）発達障害であると定義された自閉症

先ほど紹介しましたように、カナーは統合失調症との関連を念頭において自閉症を考えていましたが、統合失調症との異同が議論され続けました。英国の精神科医マイケル・ラター*によって児童期統合失調症と自閉症の徹底的な比較研究が行われ、両者が異なるグループであることが明らかにされました。

ラターが自閉症の病因と考えたのは先天性の認知障害、とりわけ言語障害でした。つまり、自閉症は先天性の認知発達の障害に基づく言語コミュニケーションの障害であり、その結果二次的に社会性の障害が生じるという病因仮説が提唱されました。自閉症の中核は社会性の障害ではないとするこの病因仮説は、当時、自閉症におけるコペルニクス的転換とまで呼ばれました。

言語・認知面において大きな障害がないにもかかわらず、社会性に障害がある子どもたちが存在するという、アスペルガーの主張からは遠く離れることになり、アスペルガー論文はほとんど顧みられなくなりました。

***マイケル・ラター**：（Michael Rutter　1933年～）英国の精神科医。自閉症は先天性の脳障害だという説を発表し、自閉症の学界に大きな影響を与えた。

しかし、１９７５年になると、当のラター自身が自閉症と発達性言語障害とを比較研究した結果、両者が明らかに異なるグループに属し、発達性言語障害があっても自閉症のような「社会性の障害」が生じないことを明らかにしました。１９８０年に入ると、自閉症の社会性の障害は言語障害とは独立したもので、自閉症の中心は社会性の障害であることがふたたび強調されるようになりました。

2）ウィングのアスペルガー症候群

このような背景のもとに英国の自閉症研究者であるローナ・ウィング*が、37年ぶりにアスペルガー症候群の症状名を蘇らせることになります。彼女は自閉症の疫学的調査を行う過程で、自閉症の診断基準を部分的に満たす児童が厳密な自閉症の数倍はいることを発見しました。

とくにそのなかでも言語障害の非常に軽微なグループが、自閉症というよりも、自閉症類似の１つの症候群と考えられること、またこのグループの特徴が、かつてアスペルガー教授が報告した男児たちとよく一致することに気づきました。ウィングは5～35歳の34症例を報告し、そのうちの19例はアスペルガーの症例に類似しており、残りの15例は、調査時の症状はアスペルガー症候群の説明と一致し

***ローナ・ウィング**：12ページ参照。

ていましたが、アスペルガー症候群に特徴的な初期の発達経過とは異なって、３歳までに障害が見られませんでした[4]。

　このような趣旨のウィングの「アスペルガー症候群：臨床的記述」という論文が出版されたのはアスペルガーが亡くなった直後の１９８１年のことでした。この論文は大きな反響を呼び、自閉症研究の進展のなかで、自閉症の周辺に位置する「親戚」の存在がはっきりしてきました。

　そこで、自閉症の上位概念として「広汎性発達障害」という症状名が新設され、さまざまな臨床研究が積み重ねられた結果、１９９０年代にはＤＳＭ-ⅣやＩＣＤ-10といった国際的診断基準においてレット症候群、小児期崩壊性障害などいくつかの広汎性発達障害が分類され、そのなかにアスペルガー症候群も広汎性発達障害の下位群として正式に入れられることになりました。自閉症類縁の「社会性の障害」を中核とする発達障害が広い裾野をもつグループとして存在することがはっきりしてきたのです[5]。

　ウィングはアスペルガーの記載を要約し、自らの報告をもとに、次のようなアスペルガー症候群の特徴を示しています。

❶まわりの人びとに関する正常な関心の不足が乳児期より明らかであること
❷喃語《なんご》が質的にも量的にも限られていること
❸関心や活動を共有することが少ないこと
❹言語的にも非言語的にも他者と交流しようとする強い動機が欠如していること
❺言語獲得が遅れ、言語の内容は貧弱であり、基本的には他者から不適切に模倣した発語や本から機械的に学んだものであること
❻創造的、模倣的遊びが出現しない、あるいは限定されており、変化のないくりかえしが多いこと

このような特徴が2歳までに認められると記述しています。

4　アスペルガー症候群の発見が精神医学にもたらした影響

1）広汎性発達障害の概念の拡大

ＤＳＭやＩＣＤなどの国際的診断基準によれば、アスペルガー症候群は自閉症

の「3つ組の障害」（社会性の障害、コミュニケーションの障害、想像性の障害）のうち、コミュニケーションの障害の部分が軽微なグループです。言語発達の遅れは少なく、知的には正常である者が多く見られます。

　アスペルガー症候群は、自閉症と同質の「社会性の障害」を生まれつきもち、また興味の著しい偏りやファンタジーへの没頭があり、ときには儀式行為*をもつ場合もあります。また非常に不器用な者が多いことも特徴の1つです。

　しかし、ウィングはアスペルガー症候群の厳密な診断基準を提示しませんでした。もともと彼女の意図は、厳密な診断基準では自閉症と見なされない類縁の症例のなかに多くの自閉症的要素をもつ一群の子どもたちがいることを発見し、それらの子どもたちにも福祉的援助の手を差し伸べることだったのです。彼女の基本的な考え方は、診断によって障害を限定し、福祉の恩恵から排除することではなかったのです。

　しかしそのために、アスペルガー症候群には研究者によってさまざまな診断基準が設けられ、臨床的な概念があいまいになったことも否めません。ただこのあいまいさが自閉症の概念そのものを大きく変化させる力となったのです。

　国際的に1980年代まで、自閉症の診断をするときに、「部分的」あるいは「いくらか」診断基準を満たす場合の問題は自閉症とは見なさず、典型的な症状を示

***儀式行為**：自分で規則をつくり、毎日必ずそれをしないと気が済まない行為。

す事例だけを拾って診断していました。そのため、自閉症は非常にまれな病態で、1万人に数人くらいの有病率であると考えられていました。しかしアスペルガー症候群のように知的な障害が見られない発達障害の存在が認識されるようになると、一気に広汎性発達障害と診断される人が増加しました。

とりわけ1990年代になると、成人になった自閉症者自身が書いた幼少年期の回想録や自伝が相次いで出版され、その特異な体験世界に関心が寄せられるようになりました。社会のなかに自閉症者やその類縁の人びとが普通の人にまぎれて生活しているという事実から、自閉症や広汎性発達障害の診断をより広げざるを得なくなったのです。

子どもは急激に発達する存在なので、知的に遅れのない子どもたちの場合、活発な代償作用が働き、発達障害に典型的な症状は軽減したり、表面には現れなくなります。そのために3歳児健診でも発達障害の指摘を受けず、小学生でも大きなトラブルをおこさずに過ごして、なんとか適応できる子どももいます。それが中学・高校になるにつれ、あるいは社会人になって初めて不適応をおこし、発達障害の症状が部分的に顕在化することが認められるとわかってきました。

このような人たちは当然、自閉症とは診断できません。自閉症とは異なる診断名が必要になります。この点においてアスペルガー症候群の診断名は、発達障害の概念の拡大に画期的な意味をもったのです。その延長線上に「特定不能の広汎性発達障害」の著しい増加が注目され、最近では広汎性発達障害は110人に1人の有病率*であると考えられるようになったのです。

＊40ページ表2-1も参照。

2）成人の発達障害への関心

アスペルガー症候群が精神医学にもたらしたもう1つの大きな影響は、発達障害が児童精神科だけの領域に止まらず、成人を対象にする精神科医も注目せざるを得なくなったことです。アスペルガー症候群の子どもたちは幼少期にはなんとか集団のなかで適応していて、思春期や成人期になって初めて不適応をおこすことが珍しくありません。不適応状態としては不眠、不安、抑うつ気分、衝動性、攻撃性、強迫性などが見られ、ときには幻覚や妄想を主訴に受診されることがあります。

これらの不適応症状が現れたとき、広汎性発達障害を念頭に入れておかないと、不眠症、うつ病、躁うつ病、強迫性障害、不安障害、統合失調症とのみ診断してしまい、ただその表面に現れている部分の治療をするのみで、なかなか治らないことになってしまいます。その状態の根底にあるアスペルガー症候群を考慮して治療するのとしないのとでは、治療の方針に大きな違いがあります。

　アスペルガー症候群の人には独特の思考様式があり、そのために不適応をおこしていて、さまざまな症状が出現していることが多いために、その独特の思考様式にメスを入れなければ症状が改善しないことが多いのです。また、学校や会社などでアスペルガー症候群の特性をよく理解してもらい、不適応をおこさないようなストレスの少ない環境整備や仕事のやり方などを工夫してもらう必要があります。このように患者を治療する際に、根底に発達障害が存在するかどうかを判断することは成人を対象にする精神科医にとってもきわめて重要になります。

5　アスペルガー症候群の診断名が消える

1）自閉症スペクトラム（ＤＳＭ－５）の登場

　米国精神医学会が定めた診断基準で国際的にも使われているＤＳＭが２０１３年に改訂され、その改訂版であるＤＳＭ－５ではアスペルガー症候群の診断名は消えることになりました。ウィングの報告からわずかに30年の寿命でした。しかし逆説的ではありますが、この診断名が消えることにアスペルガー症候群自体が大きな役割を担ったという事実があります。かつてウィングが提唱したように、中核群の自閉症だけではなくその周囲に自閉症の類縁群が多数あり、それらも広汎性発達障害となりました。自閉症の概念を拡げたことにアスペルガー症候群は一役買いました。

そして近年、今度は高機能（＝知的遅れがないの意味）自閉症とアスペルガー症候群の間に明確な差違が認められないことがわかりました。つまり、知的機能の程度を除けばわざわざ自閉症とアスペルガー症候群を区別する理由がなくなったのです。自閉症の症状はその症状特性の強いものから弱いものまで、さらに健常から自閉症まで連続体（スペクトラム）として存在すると考えられるようになったのです。図１－３に示したように、自閉症特性は健常から連続した１つの山をつくっています。

もし、健常群と自閉症群がまったく別のものであれば、図１－３のようにゆるやかな１つの山になるわけでなく、山は２つになるはずです。まさにウィングが提唱していた自閉症スペクトラムが現実のものとなりました。ＤＳＭ－５では自閉症の徴候を示すものはすべて自閉症スペクトラムと診断することになり、レット障害、小児期崩壊性障害、アスペルガー障害、特定不能の広汎性発達障害という下位項目をなくすことにしました。

図１－３　自閉症行動特徴の一般母集団での分布（男児）
(Constatino et al.,Arch Gen Psychiatry,2003)

＊ＳＲＳ：対人応答性尺度で、自閉症的行動特徴の程度を示す行動尺度のこと。

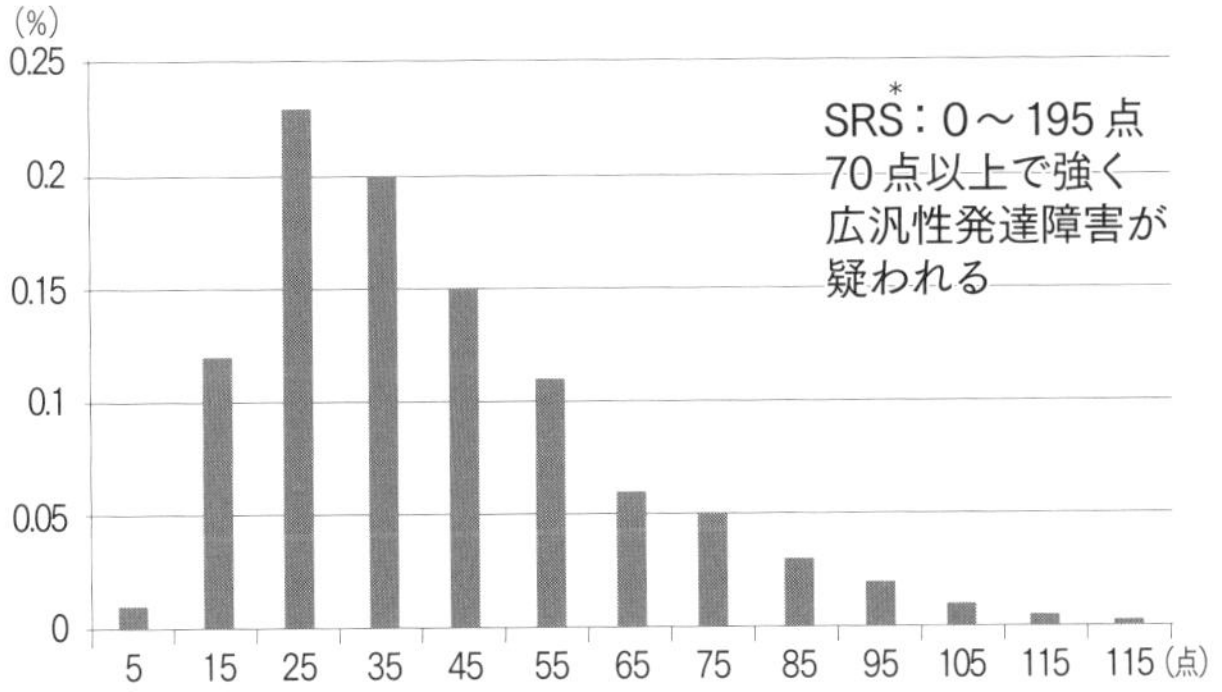

表 1-2　DSM-5「自閉症スペクトラム障害（要旨）」（仮訳）

A. 対人的コミュニケーションおよび対人的相互交流の障害（3 項目すべて）

1. 対人—情緒的な相互性の障害：対人的アプローチが異常である、興味、情緒、感情、反応を他者と共有することの減少、正常な会話ができない、対人的相互交流を開始できない
2. 対人的相互交流のために用いられる非言語的コミュニケーション行動の障害：アイ・コンタクトやボディ・ランゲージの異常、あるいは非言語的コミュニケーションの理解や使用の障害、言語的および非言語的コミュニケーションから、表情や身ぶりの完全な欠如にまでおよぶ。
3. 仲間関係の発展、維持、理解の障害：ごっこ遊びの共有や友人をつくることが難しい、社会的状況で適切にふるまうために行動を調整できない、人への関心の明らかな欠如

B. 限局された反復する行動や興味（2項目以上）

1. 常同的・反復的な言語、運動あるいは物の使用（たとえば、単純な常同運動、エコラリア、おもちゃを並べる、あるいはその人独自の言いまわし）
2. 同じことへの固執、習慣や儀式的パターンへの過度のこだわり（たとえば儀式的動作、同じ道順や食べ物への要求、反復的な質問、ささいな変化に対する極度の苦痛）
3. 著しく限局的で固着した興味（たとえば、普通ではない物への強い執着や没頭、きわめて限局的あるいは固執的な興味）
4. 感覚刺激への過敏あるいは鈍麻、環境の感覚的側面に対する異常なほどの興味：（たとえば痛み / 熱さ / 冷たさに対する明らかな無反応、特定の音や感触に対する拒絶反応、過度の物のにおいを嗅いだり、触ったりすること、光や回転する物体に対する没我的興味）

C. 症状は児童期早期に存在しなければならない（しかし周囲からの社会的要求が能力の限界を超えるまでは完全に明らかとはならないかもしれない）

D. 症状によって社会的、職業的または他の重要な領域における機能が障害される。

E. 知的障害や全般的な発達の遅れでは説明できない。

＊症状重症度
　レベル1：支援を要する
　レベル2：相当な支援を要する
　レベル3：非常に多くの支援を要する
　A 項目と B 項目の各々に症状重症度を記載する

＊ ADHD との併存は可能

ＤＳＭ－５は表１－２に示すようになっています。これまでは「社会性の障害」と「コミュニケーションの障害」と「反復常同（こだわり：想像性の障害）」の３領域であったものが、「社会性の障害」と「コミュニケーションの障害」が１つにまとめられ、２領域となりました。また、「反復常同」の領域に「感覚過敏／鈍《どん》麻《ま》」というこれまで診断基準にふくめられていなかった項目が追加されています。

さらにこれまでは広汎性発達障害と注意欠如・多動性障害（ＡＤＨＤ）＊の併存は認められていませんでしたが、ＤＳＭ－５では併存が認められることになりました。さらに、ディメンジョナル＊な概念が加わり、症状の重症度を３段階で示すことになりました。

＊**注意欠如・多動性障害（ＡＤＨＤ）**：62ページ参照。

＊**ディメンジョナル**：dimensional。症状重症度。

２）自閉症概念を飲みこんだアスペルガー症候群

ＤＳＭ－５の自閉症スペクトラム障害の診断基準は、社会性の障害と反復的行動と狭い興味（想像性の障害：こだわり）の２つになりました。これまでの基準にあった「コミュニケーションの障害」は、「社会性の障害」にふくまれることになりました。この診断基準はある意味でまさにアスペルガー症候群の診断基準です。つまり、アスペルガー症候群の概念が自閉症概念を飲み込み、覆い尽くしたともいえるわけです。アスペルガー症候群の診断名でカバーされる範囲が拡大して、自閉症スペクトラム障害という診断名に変更されたと考えられるのです。

第2章

アスペルガー症候群（高機能自閉症スペクトラム）の概念と疫学

1 アスペルガー症候群の概念

1）アスペルガーの「自閉的精神病質」

　第1章で述べたようにアスペルガー自身の記した「自閉的精神病質」においてこの障害の最も重要な特徴は「社会性の確立の困難性」であると述べています。そしてその根底にあるのは「自閉」ととらえ、この障害の本質的な異常は、「周囲との生きた関係づけが障害されていることにある」と記述しています。

　アスペルガー教授はこの障害を抱える子どもたちには、日常生活で要求される普通の子どもならいわれないでもわかりきっている多くの行動の仕方、振舞い方がわからないことを強調し、この障害の基本障害には「自然な自明性の障害」が存在するとして、彼らに欠如している「自明なことがら」を教えてあげなければいけないことを強調しています。これらの子どもたちの振舞いや感情のあり方が普通の子どもとは本質的に違う「アンダースザイン」*があり、ときには自分たち自身も「自分が他人と異なっている、普通ではない」という意識をもつことがあると書いています。[1]

***アンダースザイン**：Anderssein。ドイツ語で「異なる」「違う」の意味。

さらにアスペルガー教授が強調したのは、アスペルガー症候群は統合失調症とはまったく異なったものであるということでした。統合失調症が徐々に機能を失っていくのに対し、この障害は先天的であり、最初からまわりと自分自身との間に隔絶があるという点で、両者の違いを強調しました。むしろこの障害はドイツの医学者・精神科医であるエルンスト・クレッチマー*が指摘するシゾチームに類似していると結論づけています。シゾチームとはDSMの診断基準にあるシゾイドパーソナリティ障害のもとになった症状で、アスペルガー症候群は統合失調症よりもシゾイドパーソナリティ障害（3章63ページ参照）に近似していると考えていたのです。[2)]

2）ウォルフによる「児童期シゾイドパーソナリティ」

今日のアスペルガー症候群の概念は、ウィングの「アスペルガー症候群：臨床的記述」（12ページ参照）という論文によるところが大きいといわれています。しかし実際には同じ英国の児童精神科医であるウォルフが、大勢のアスペルガー症候群の子どもたちを診察して地道な研究を重ね、それに基づいてアスペルガーの研究を再評価しました。

＊エルンスト・クレッチマー：Ernst Kretschmer（1888～1964年）は、ドイツの医学者、精神科医。ヒトの気質を研究し、類型学的に分類した。主な著書に、『新敏感関係妄想』『ヒステリーの心理学』『体格と性格』『医学的心理学』『精神医学論集』『天才の心理学』等がある。

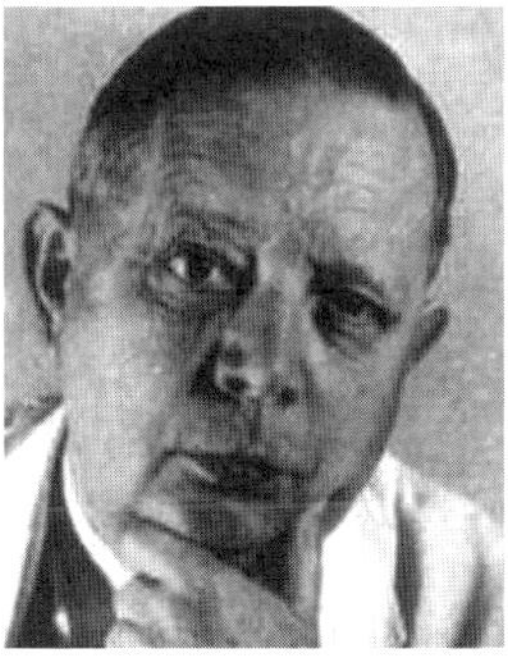

ウォルフは１９７９年に「児童期におけるシゾイドパーソナリティ」という論文を発表しました。そこで児童期シゾイドの性格特徴は10年後の青年期に入っても基本的に続いていることを明らかにしました。ウォルフはクレッチマーが大人のシゾチームで記述した特徴が児童期でも存在することを主張しました。

そのシゾイドの特徴として、

❶情動的に無関心
❷適応性欠如
❸時に周囲に対する不信感、被害念慮《ねんりょ》を伴う過敏性
❹他者への共感性の欠如
❺しばしば比喩的な言語使用を伴う奇妙な考えの出現
❻多弁、雄弁な語り口とある特定のことがらに興味をもち夢中になること

このような点をあげていました。[3]

ウォルフは、自分の研究はアスペルガー教授の研究を知らずに進めていたもので、その一致に驚いたと告白していますが、「子どもの臨床はすべての点でアス

ペルガーが記述したものと同一である」と断言しています。そのうえで、病態の本体は特定の時期に始まる病気ではなく、生涯続く本質的には変わらないパーソナリティ（人格・性格）であることを踏まえ、呼称として「児童期におけるシゾイドパーソナリティ」を選ぶと述べています。

３）現在のアスペルガー症候群（高機能自閉症スペクトラム）の概念

　ウィングはウォルフの研究に大きく啓発されたのですが、「児童期におけるシゾイドパーソナリティ」という呼び方には強く反発しました。「児童期シゾイドパーソナリティ」として記述された症候群をシゾイドの群に入れることはできると認めています。しかしこの分類が実践上役に立つ意味は何もないことを強調しています。つまり児童期にパーソナリティ障害の診断をすることも、また福祉的支援をふくめた治療的観点からしても、シゾイドパーソナリティ障害という診断名は役に立たないと彼女は考えました。そこで独自に「アスペルガー症候群」という診断名を提唱したのです。つまり、自閉症の類縁疾患としての「発達障害」であることを前面に押し出し、シゾイドの側面を後ろにひっこめました。

　こうした考え方が現在のアスペルガー症候群に引き継がれています。つまり自閉症スペクトラムの３つ組の障害である❶社会性の障害、❷コミュニケーションの障害、❸反復的行動と狭い興味（想像性の障害：こだわり）のなかで、❷コミュニケーションの障害が軽微であり、認知機能に遅れが見られないこと（高機能）がこの症候群の主要な概念となっています。

つまり、本来アスペルガー教授が主張した「自閉的精神病質」では、シゾイドパーソナリティとの類似性を念頭においていて、ウォルフがそのことを実証し「児童期シゾイドパーソナリティ」と命名したのですが、ウィングによって自閉症スペクトラムという発達障害であると変更され、現在に至っていることになります。

そのために日本の専門家でも児童精神科医のなかには、以前シゾイドパーソナリティ障害と診断された多くの人がじつはアスペルガー症候群ではないかと主張する人がいる一方で、精神病理学者のなかにはアスペルガー症候群と診断されている人のなかにはシゾイドパーソナリティ障害が多数ふくまれていると主張しています。

これは同じ状態像でも別の視点から見ると、アスペルガー症候群に見える場合もシゾイドパーソナリティ障害に見える場合もあるということかもしれません。

4）別の視点から見たアスペルガー症候群の概念[4]

現在考えられているアスペルガー症候群の障害がおこる要因として、次の3つの代表的な考え方があります。

❶「心の理論」の障害

「心の理論」とは「他者の考え」を考えることのできる能力であり、さらには他者が「私たちの考え」をどう考えているかを考える（推測する）能力です。つまり、他人の気持ちをくみとったり、その場の雰囲気を読みとる能力です。

アスペルガー症候群の人はこの能力が欠けているために、職場でみんなが忙しく働いていても、定時に帰ってしまったり、休暇をとったりしてしまいます。また、他人の話を聞くときもあからさまに面白くないといった態度を示したり、理詰めで容赦のない攻撃をして相手に精神的な苦痛を与えたりします。

❷「実行機能」の障害

計画的に先の見通しをもって、段取り良く課題をやりとげる能力を「実行機能」といいます。実行機能には、認知的柔軟性、優勢ではあっても無関係な反応を抑制すること、環境からのフィードバックを利用して行動を適応させること、経験から原則を引き出すこと、必要な情報とそうでない情報との選別をすること、自分の望む目標とそれを実現するための手順を頭に入れておくことなどがあります。

ふだん何気なく行っていることですが、アスペルガー症候群の人にはこの「実行機能」に障害があるために、優先順位がつけられず、明日提出の宿題や提出物に取りかかれない、他のことに注意を奪われ肝心なことが疎かになりやすいといった問題がおこります。

❸中枢性統合障害

中枢性統合とは別々に入ってくるさまざまな情報をまとめて、状況に応じた、より高次の意味を構築していく能力です。さまざまな情報を一定の脈絡のなかで取捨選択して、しばしば細部の情報を犠牲にしても1つの情報にまとめあげることを日常的に行っています。

アスペルガー症候群の人たちは、「中枢性統合」に障害があるために細部にこだわり、情報を統合して全体としての意味を把握するうえで問題が生じやすくなります。「木を見て森を見ず」ということになります。たとえば図2-1は何に見えるかという問いに、Aと答える人とHと答える人がいますが、アスペルガー症候群では部分にとらわれやすいためにHと答える人が多くなります。[5]

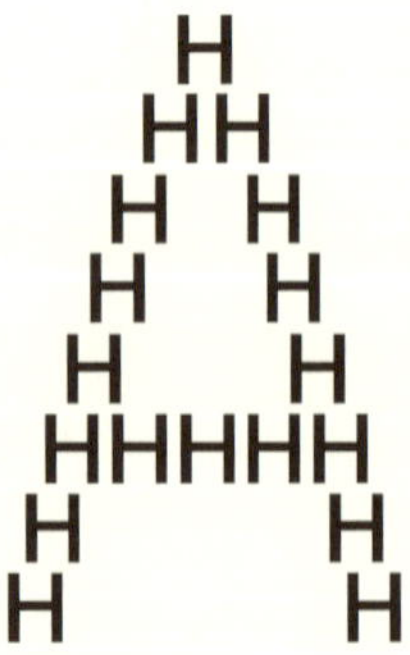

図2-1　何の文字に見えるだろうか？（Navonテスト）

2 疫学調査の報告――発達障害の有病率の変遷

1）自閉症の有病率

1966年、精神科医のロッターが初めて自閉症の有病率を報告しています。その数字は、1万人に4・5人という有病率であり、きわめてまれな疾患と考えられていました。しかし「ネーチャー」誌に発表された論文では図2-2に示すように、DSM-Ⅳ（94年）で広汎性発達障害という概念が提示され、アスペルガー症候群や「特定不能の広汎性発達障害」という診断基準が提示されると、1995年には500人に1人と急激に増加しました。その後もこの概念の拡大によってか、2009年では110人に1人の有病率まで増加しています。

このように自閉症の有病率はこの50年足らずで20倍以上増加したことになりますが、本当にそれだけ自閉症をもつ人が増加したのでしょうか？　おそらくそうではなく、発達障害の概念が拡大したことが大きな要因になっていると思われます。表2-1に示すようにそれぞれの研究者が有病率を発表していますが、疫学調査はそれぞれ診断基準が異なっています。

図2-2　自閉症と診断される症例数の増加
（Weintraub K, Nature 2011）

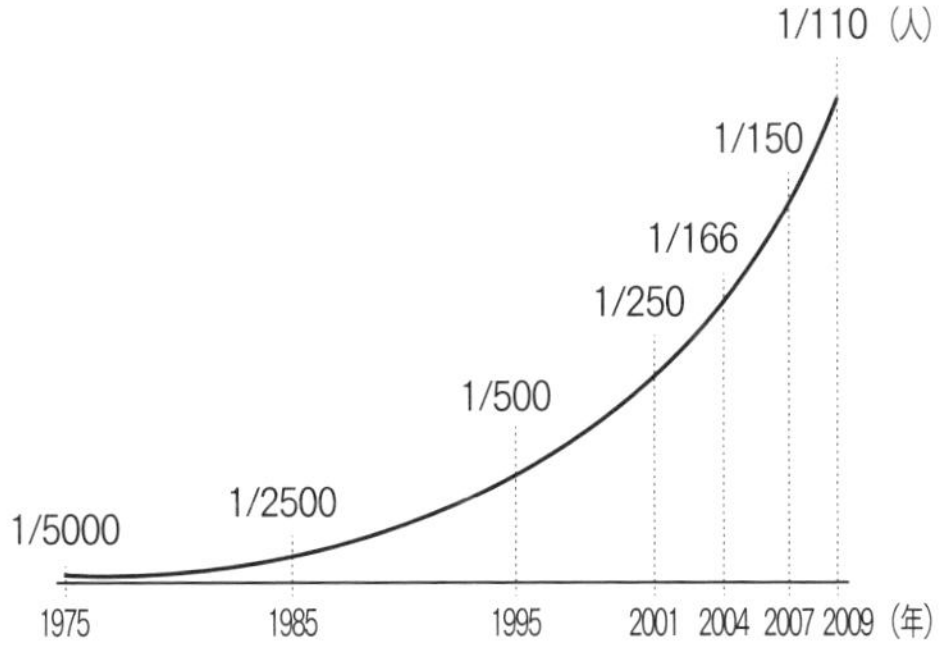

当初、ロッターはカナーの診断基準を疫学調査で採用していました。それが1万人に4・5人という有病率で、きわめてまれな疾患とされた根拠でした。その後、DSM－ⅢやICD－10の自閉性障害の診断基準が使われ、1万人あたり16～21人に増加し、同じようにDSM－ⅣやICD－10（90年）で広汎性発達障害の診断基準が適用されると、1桁増えて1万人に116～180人まで急激に増加しています。このように疫学調査によって使用する診断基準が異なり、発達障害の概念の拡大に伴って、より幅の広い診断基準を採用することで有病率の数字は増加していったのです。

2）アスペルガー症候群の有病率

アスペルガー症候群の有病率に関してはいくぶん情報は限られています。1979年に英国でウィングらによって実施された疫学研究では、アスペルガー症候群と軽度の知的障害を合併した児童の割合は、1万人に0・6人でした。

その後、1989年、正常知能について調べていたスウェーデンの児童青年精神科医であるギルバーグらの研究では、1万人に10～26人の有病率でした。1993年、ギルバーグらは2段階の手順を用いてスウェーデンの全人口調査を

表2－1　広汎性発達障害の有病率と診断基準

研究者	年	有病率 /10000	診断基準
ロッター	1966	4.5	カナーによる幼児自閉症
ウィングら	1979	21.2	社会性の障害が明らかな PDD
石井、高橋	1983	16.0	DSM-III の自閉性障害
本田ら	1996	21.1	ICD-10 の小児自閉症
河村	2002	181.0	DSM-IV の PDD
本田	2005	27.2	ICD-10 の小児自閉症
ベアード	2006	116.1	ICD-10 のＰＤＤ

行い、その結果、スウェーデンの児童（7～16歳）の1万人あたりの有病率は36例以上、男4対女1と報告しました。アスペルガー症候群の疑いおよび可能性の高い児童をふくめると、有病率は児童1万人あたり71例になり、男女比は2・3：1になりました[6]（表2－2）。

2001年、チャクラバティによる2歳半～6歳半の児童を対象にした調査では、広汎性発達障害の有病率は0・626％で、その4分の3が知能指数70以上の高機能者（知的な遅れなし）でした[7]。

これらの研究から大まかに見て、広汎性発達障害はおよそ1％であり、その半数が高機能広汎性発達障害といえるのではないかと推定できます。

表2－2　アスペルガー症候群の有病率

研究者	年	有病率 /10000
ウィング	1979	0.6
ギルバーグ	1989	10 ～ 26
ギルバーグ	1993	36
チャクラバティ	2001	62.6

第３章

アスペルガー症候群（高機能自閉症スペクトラム）の診断と臨床像

1 アスペルガー症候群の診断基準

アスペルガー症候群の診断基準はICD-10（表3-1）とDSM-Ⅳ-TR（表3-2）が一般的によく使われています。ICD-10では次の3点を満たすことが必要とされています。

❶言語や認知的発達において臨床的に明らかな全般的遅延がない（3歳まではほぼ正常）
❷自閉症と同様なタイプの社会的相互関係における質的な異常がある
❸自閉症と同様の限局的・反復的・常同的*な行動・関心・活動性のパターンがある

そして自閉症と類似のコミュニケーションの問題は個人によって差はあるものの、明らかな言語遅滞は認められないとしています。言語の発達に関しては2歳までに単語を使用でき、3歳までに意思伝達のための2語文を使えることが判定基準になっています。つまりアスペルガー症候群とは自閉症から言語障害の特徴をマイナスしたもので、その他に著しく不器用であることが多いこと、突出した

***常同的**：同じ行動をとり続けること。

表 3-1　アスペルガー症候群の診断基準 ICD-10

疾病分類学上の妥当性がまだ不明な障害であり、関心と活動の範囲が限局的で常同的反復的であるとともに、自閉症と同様のタイプの相互的な社会的関係の質的障害によって特徴づけられる。この障害は言語あるいは認知的発達において遅延や遅滞がみられないという点で自閉症とは異なる。多くのものは全体的知能は正常であるが、著しく不器用であることがふつうである；この病態は男児に多く出現する（約８：１の割合で男児に多い）。少なくとも一部の症例は自閉症の軽症例である可能性が高いと考えられるが、すべてがそうであるかは不明である。青年期から成人期へと異常が持続する傾向が強く、それは環境から大きくは影響されない個人的な特性を示しているように思われる。精神病エピソードが成人期早期に時に出現することがある。

【診断ガイドライン】

診断は、言語あるいは認知的発達において臨床的に明らかな全般的な遅延がみられないことと、自閉症の場合と同様に相互的な社会関係の質的障害と、行動、関心、活動の限局的で反復的常同的なパターンとの組み合わせに基づいて行われる。自閉症の場合と類似のコミュニケーションの問題は、あることもないこともあるが、明らかな言語遅滞が存在するときはこの診断は除外される。

A. 表出性・受容性言語や認知能力の発進において、臨床的に明らかな全般的遅延はないこと。診断にあたっては、２歳までに単語の使用ができており、また３歳までに意思の伝達のための二語文（フレーズ）を使えていることが必要である。身辺処理や適応行動および周囲に向ける好奇心は、生後３年間は正常な知的発達に見合うレベルでなければならない。しかし、運動面での発達は多少遅延することがあり、運動の不器用さはよくある（ただし、診断に必須ではない）。突出した特殊技能が、しばしば異常な没頭にともなってみられるが、診断に必須ではない。

B. 社会的相互関係における質的異常があること（自閉症と同様の診断基準）。

(a) 視線・表情・姿勢・身振りなどを、社会的相互関係を調整するための手段として適切に使用できない。

(b)（機会は豊富にあっても精神年齢に相応した）友人関係を、興味・活動・情緒を相互に分かち合いながら十分に発展させることができない。

(c) 社会的・情緒的な相互関係が欠如して、他人の情動に対する反応が障害されたり歪んだりする。または、行動を社会的状況に見合ったものとして調整できない。あるいは社会的、情緒的、意思伝達的な行動の統合が弱い。

(d) 喜び、興味、達成感を他人と分かち合おうとすることがない（つまり、自分が関心をもっている物を、他の人に見せたり、持ってきたり、さし示すことがない）。

C. 度はずれた限定された興味、もしくは、限定的・反復的・常同的な行動・関心・活動性のパターン（自閉症と同様の診断基準。しかし、奇妙な運動、および遊具の一部分や本質的でない要素のへのこだわりをともなうことはまれである）。

次に上げる領域のうち少なくとも１項が存在すること。

(a) 単一あるいは複数の、常同的で限定された興味のパターンにとらわれており、かつその内容や対象が異常であること。または、単一あるいは複数の興味が、その内容や対象は正常であっても、その強さや限定された性質の点で異常であること。

(b) 特定の無意味な手順や儀式的行為に対する明らかに強迫的な執着。

(c) 手や指を羽ばたかせたり絡ませたり、または身体全体を使って複雑な動作をするなどといった、常同的・反復的な奇異な行動。

(d) 遊具の一部や機能とはかかわりのない要素（たとえば、それらが出す匂い・感触・雑音・振動）へのこだわり。

D. 障害は、広汎性発達障害の他の亜型、単純型分裂病、分裂病型障害、強迫性障害、強迫性人格障害、小児期の反応性・脱抑制性愛着障害などによるものではない。

表 3-2　アスペルガー障害の診断基準（DSM-IV-TR）

A. 以下のうち少なくとも2つにより示される対人的相互反応の質的な障害

(1) 目と目で見つめ合う、顔の表情、体の姿勢、身振りなど、対人的相互反応を調節する非言語的な行動の多様な使用の著しい減弱。

(2) 発達水準にふさわしい仲間関係を発展させることがない。

(3) 楽しみ、興味、でき上がったものを他人と共有すること（たとえば、他の人たちに興味のあるものを見せる、持ってくる、指さす）を自発的に求めようとしない。

(4) 対人的または情緒的相互性の欠如。

B. そのパターンが限局的・反復的で常同的な行動、興味、活動の様式が、以下の少なくとも1つによって明らかである：

(1) その強度または対象のいずれかが異常な興味が、常同的・限局的なパターンで、1つまたはそれ以上の興味に耽っている。

(2) 特定の、機能的でないお決まり行動や儀式にこだわっているように見える。

(3) 常同的で反復的で癖のような運動（たとえば、手や指をパタパタさせる、ねじる、または全身の複雑な運動）。

(4) 物の一部分にいつも夢中になる。

C. その障害は社会的、職業的、または他の重要な領域の機能の臨床的に著しい障害を引きおこしている。

D. 臨床的に著しい言語の遅れがない（たとえば、2歳までに単語を用い、3歳までに意思伝達的な句を用いる）。

E. 認知の発達、年齢に相応した自己管理能力、（対人関係以外の）適応行動、および小児期における環境への好奇心について臨床的に明らかな遅れがない。

F. 他の特定の広汎性発達障害または統合失調症の基準をみたさない。

特殊技能がしばしば異常な没頭に伴って見られますが、診断に必須な項目ではないことが記されています。

2　アスペルガー症候群の臨床像

1）社会的相互関係における質的な障害

「社会性の障害」は広汎性発達障害の中心的問題ですが、その障害も発達段階に応じて現れ方が異なってきます。特徴的なことがらを乳児期から順にあげてみましょう。

〈乳児期〉

- 人の方を見ない、見る回数が少ない。
- 呼びかけても反応しない。
- 人見知りをしない。
- 指さしが見られない。

〈幼児期〉

- 親がそばにいなくても平気。
- 一人遊びを好む。
- 仲間と遊んでいるように見えても相手との相互性を欠き、一方的であったり、相手を一種の遊び道具であるかのように振る舞っている。
- ごっこ遊びが少ない。
- ごっこ遊びをしていても他児との相互性に乏しい。
- アイコンタクトをはじめとして共同注意*が少ない。視線が合う場合でも不自然に相手を凝視したり、微妙な視点のずれや固定という形で共同注意の問題が見られる。
- 関心物の提示が見られない（たとえば、気に入っているおもちゃを母親に見せようとする）。

〈学童期〉

- ルールのある遊びの理解が困難で、理解するとそのルール通りにしないと気が済まない。
- 勝負にこだわり、勝たないと気が済まない。負けるとパニックになる。
- 泣き声を毛嫌いし、泣いている子を黙らせようと怒る（怒れば余計に泣くこ

＊**共同注意**：生後2カ月になると乳児の視線は母親の視線と確実に合うようになり、生後9カ月には大人をしっかり見つめて、大人の注意の向かう方向を見定め、大人と同じ対象物を見ようとする。それを共同注意という。

とがわからず、共感性に乏しい）。

- 相手の気持ちや意図が読みとれない。
- 暗黙の了解が理解できず、臨機応変に融通が利かせられない。
- 自分の行動を相手がどう感じるかを推測できず、悪気はなく失礼なことをいう。
- 国語のテストで登場人物の心情を問う問題ができない。
- 冗談が通じず、真に受けて腹を立て、友人に攻撃的な態度をとり、度が過ぎても気にしない。
- 妙にかしこまった杓子定規な話し方になり、標準語で話す。
- 場の雰囲気が読めず、浮いてしまう。
- 教室から出て行ってしまったり、授業中に他の科目の勉強をしたり、好きなことしかせず集団行動ができない。

〈青年期〉

- 周囲から浮いていることを自覚し、被害的になる。
- 他人と異なることで劣等感が強くなり抑うつ的になる。
- 不適応状態が続き、ストレスが亢進《こうしん》し、解離症状が出現したり、突発的な衝動行為が見られる。

２）行動や興味、活動が限定され反復的で常同的な様式

融通がきかず、物事にこだわり、変化に弱く、曖昧《あいまい》なことが許せず、反復的なワンパターンであることを求めようとします。ある意味で想像力が乏しいため予測がつかないことで不安になり、パターン化されたことを求めるともいえます。また限定された領域について非常に深く詳しい知識をもつことがあります。

- 同じ服しか着ない。同じものしか食べない（極端な偏食）。同じ道順にこだわる。同じ時間に家を出たがる。物の置き場所がいつも同じでないと嫌、など（同じ状況であることへのこだわりがある）。
- テストの成績が常に１００点でないと気が済まない。勝負にこだわり勝たないと気がすまない。
- 自分で規則をつくり、毎日必ずそれをしないと気がすまない。
- 初めて行く場所、初めての出来事など予測ができないことを非常に怖がり避けようとする。
- 自分なりの理屈をもっていて、それ自体は正論だがそれにこだわりすぎて周囲の状況に合わなくても、無理やりそれを貫き通そうとする。

＊**多義的な表現**：たとえば、盆は器をのせるお盆としか理解できず、８月の仏事であるお盆が理解できない。

- ●些細な環境の変化にひどく困惑する。
- ●特定の事物や興味への関心が異常に高く、幼いころは恐竜博士や虫博士などといわれる。またはパソコンなどの機械類に関する知識が非常に豊富。
- ●特定の知識が豊富な反面、一般常識を習得していない。
- ●多義的な表現*が理解できず、1対1対応を求めるかのような考え方をする。

3）その他の症状

その他にも表3－3に示すような特徴があります。聴覚情報より視覚情報の方が理解しやすい、細かい部分にこだわり全体を把握できない、感覚過敏が見られる、物事の計画や段取りがうまくつけられない、抽象的なことがらの理解が困難である、動作がぎこちなく、運動が苦手であるなどがあげられます。

4）成人期のアスペルガー症候群

アスペルガー症候群は知能や言語の発達に明らかな遅れがないために成人するまで本人も周囲も気がつかないことがよくあります。就職などで社会に出たとき

表3－3　自閉症スペクトラムの特性

得意なこと	苦手なこと
•目で見て理解することは得意	•言葉を耳で聞いて理解することは苦手
•具体的で明確なことの理解は良好	•抽象的であいまいなことの理解は苦手
•経験したことを記憶することは得意	•経験していないことを想像するのは苦手
•論理や正確さにひかれる	•字義通りに解釈する。柔軟性に欠ける。屁理屈をこねる
•部分に注意することは得意	•全体をまとめることは苦手
•興味あることには集中する	•興味の幅が狭い
•いったん習得したことは律儀に実行	•応用や手抜きは苦手
•同時処理は得意	•順次処理は苦手
•才能として評価されることもある	•感覚：敏感、鈍感の両極端がある

に、周囲からの本人に対する要求水準が高まることでストレスが亢進して不適応状態がおこってくることがあります。不眠、不安、焦燥、抑うつ気分、解離、幻覚妄想などの症状が出現して、初めて受診となります。精神科でもこのような不適応状態に注目してしまい、症状の根底にある発達障害を即座に見出すことは困難なのです。発達障害を疑う場合、表３－４に示すようなことがらに注目することが必要です。

自閉症スペクトラムのなかでも、成人期には高機能群（知的障害なし）の方がさまざまな併存障害を伴いやすいといわれています。[1] その多くは気分障害*で、その他にも不安障害、強迫性障害、精神病性障害、摂食障害などが見られます（図３－１、第４章参照）。

3 アスペルガー症候群の検査

１）知能検査

ウェクスラー知能検査（WISC《ウィスク》：小児、WAIS《ウェイス》：成人）は動作性IQ、言語性IQ、全検査IQの３つが測定できる検査です。これを用いて知能指数を調べ診

＊**気分障害**：mood disorder。うつ病や双極性障害（躁うつ病）などの気分に関する精神的疾病の総称。

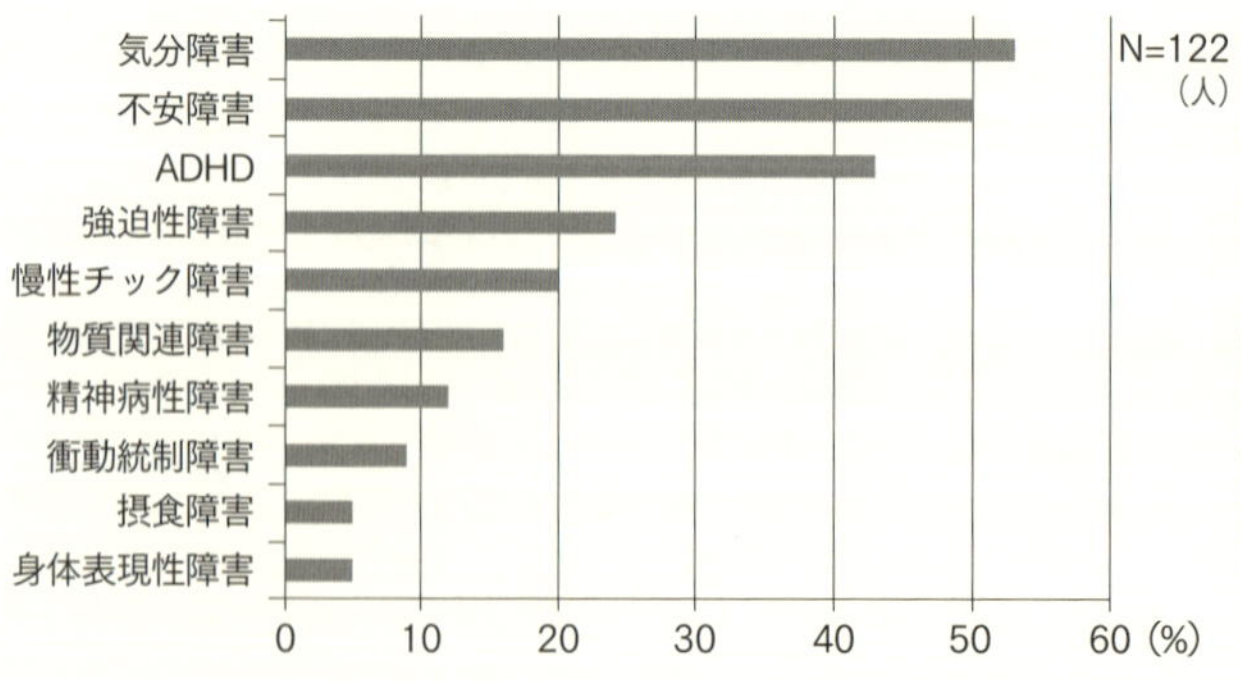

図３－１　ASD成人患者における合併精神障害の生涯有病率
(Hofvander,BMJ Psychiatry 2009)

表 3-4　発達早期の情報が得られないときの対応

1）なるべく幼少期の情報を得られるように努力する

①母子手帳、小学校時代の通知表を持ってきてもらう
（学業成績だけでなく「行いの様子」の担任の記載は役に立つ）

2）診察の際に以下のことに気をつけて観察する

①単調な紋切型の口調
③視線が合いにくい
③会話が一方通行である
④他人の感情が理解しにくい
⑤自分の気持ちや感情を表現できない
⑥ユーモアや冗談が通じない、字義通りに受け取る
⑦医師の説明を十分に理解できない

3）診察の際に以下の症状の有無について質問する

①暗黙のルールが理解できない
②場の雰囲気が読めない
③細部にこだわり、大局的な視点が抜ける
④予定の変更ができない
⑤規則に厳格である
⑥興味の偏りが著しい
⑦整理整頓が苦手で段取りが悪い
⑧スケジュール管理ができない
⑨時間の管理が下手
⑩不器用である
⑩感覚過敏がみられる

4）ASD[*1] 症状を評価尺度を用いてアセスメントする

① PARS[*2] 思春期・成人期項目
② AQ-J[*3]

＊1　自閉症スペクトラム障害（ASD）
＊2　日本自閉症協会版広汎性発達障害評定尺度（57 ページ参照）
＊3　自閉症スペクトラム指数日本版（59 ページ参照）

断や日々のかかわり方に生かすことができます。アスペルガー症候群では知的障害が見られないために、全IQは70以上の結果が出ます。以前、アスペルガー症候群は言語性IQ*が動作性IQ*よりも有意に高いという報告が多数出たことがありましたが、高機能群（知的障害なし）は個人差が大きいため、実際には一定したパターンは見られません。

　自閉症スペクトラムでは知的能力に偏りがあるといわれています。言語性IQと動作性IQの差のみに注目するのではなく、下位項目の評価点にばらつきがあることに注目する必要があります。

2）脳波検査、頭部CT・MRI検査

　アスペルガー症候群ではてんかんの合併が見られるケースがあるために、脳波検査*が行われます。さらに、器質性疾患を除外するために、可能であれば頭部CT*、MRI検査*を行います。

＊**言語性IQと動作性IQ**：IQはIntelligence Quotient の略で知能指数のことです。知能検査の結果から、言語性IQと動作性IQが得られ、いわゆるIQとは、この2つを総合したものです。言語性IQとは理解や計算、記憶に関連した知能指数であり、一方で動作性IQは図形や記号の処理に関連した知能指数のことです。

＊**脳波検査**：頭部に付けた電極で脳が発する電波をとらえ、増幅し、波形として記録するのが脳波検査。けいれんをおこしたとき、意識障害が見られるとき、症状には出ない軽い意識障害を見つけようとするとき、てんかんが疑われるときなどに行われる。

＊**頭部CT**：頭部をX線撮影し、それをコンピューター処理して、頭蓋骨のなかの様子を5㎜～1㎝間隔の輪切りにした画像を映し出す検査。

＊**MRI検査**：強力な磁石でできた筒のなかに入り、磁気の力を利用して体の臓器や血管を撮影する検査。脳に生じた病変に関しても知ることができる。

4 評価尺度

1）PARS（日本自閉症協会版広汎性発達障害評定尺度）

PARS《パーズ》は、日本で開発された幼児期から成人期までの自閉症スペクトラムの症状を評価できる検査法です（57ページ表3-5）。自閉症スペクトラムのスクリーニング（選別試験、ふるいわけ試験とも呼ぶ）に有用です。対人、コミュニケーション、こだわり、常同行動、困難性、過敏性の6つの領域からなり、幼児期では9点以上、思春期・成人期では20点以上であれば自閉症スペクトラムの可能性が示唆されます。この場合では、より詳細な診察が求められます。

2）AQ（自閉症スペクトラム指数）

AQは50項目の自己記入式です（59ページ表3-6）。16歳以上を対象にしており、自閉性障害のための診断補助や研究上の道具として使われています。26点未満であれば、高機能自閉症スペクトラムの可能性は低いと考えられています。ただし

	幼児期	児童期	思春期
27. 生活習慣が乱れ、身辺自立ができなくなる	0 1 2	0 1 2	0 1 2
28. 過去の嫌なことを思い出して、不安定になる	0 1 2	0 1 2	0 1 2
29. 偏食が激しく、食べ物のレパートリーが極端に狭い	0 1 2	0 1 2	0 1 2
30. 特定の音を嫌がる	0 1 2	0 1 2	0 1 2
31. 痛みや熱さなどに鈍感であったり、敏感である	0 1 2	0 1 2	0 1 2
32. 何でもないものをひどく怖がる	0 1 2	0 1 2	0 1 2
33. 急に泣いたり怒ったりする	0 1 2	0 1 2	0 1 2
34. 頭を壁に打ちつける、手を咬むなど、自分が傷つくことをする	0 1 2	0 1 2	0 1 2
35. 年齢相応の友だち関係がない	★	0 1 2	0 1 2
36. 周囲に配慮せず自分中心の行動をする	★	0 1 2	0 1 2
37. 人からかかわられた時の対応が場にあっていない	★	0 1 2	0 1 2
38. 要求がある時だけ自分から人にかかわる	★	0 1 2	0 1 2
39. 言われたことを場面に応じて理解するのが難しい	★	0 1 2	0 1 2
40. 難しい言葉を使うが、その意味をよくわかっていない	★	0 1 2	0 1 2
41. 大勢の会話では、誰が誰に話しているのかがわからない	★	0 1 2	0 1 2
42. どのように、なぜ、といった説明ができない	★	0 1 2	0 1 2
43. 抑揚の乏しい不自然な話し方をする	★	0 1 2	0 1 2
44. 人の気持ちや意図がわからない	★	0 1 2	0 1 2
45. 冗談や皮肉がわからず、文字通り受け取る	★	0 1 2	0 1 2
46. 地名や駅名など、特定のテーマに関する知識獲得に没頭する	★	0 1 2	0 1 2
47. よく知っているテレビのシーンを独りで再現する	★	0 1 2	0 1 2
48. 相手が嫌がることをわざと執拗に繰り返す	★	0 1 2	0 1 2
49. 何かにつけ自分が一番でないと気がすまない	★	0 1 2	0 1 2
50. チック症状（瞬き・首振り・汚言など）がある	★	0 1 2	0 1 2
51. 場に不適切なほど、行動が落ち着かない	★	0 1 2	0 1 2
52. 不注意さがひどく、場に応じた行動ができない	★	0 1 2	0 1 2
53. 行動が止まって次の行動に移れなくなったり、固まってしまったりする	★	0 1 2	0 1 2
54. 恥ずかしさを感じていないように思える	★	★	0 1 2
55. 人にだまされやすい	★	★	0 1 2
56. 被害的あるいは猜疑的・攻撃的になりやすい	★	★	0 1 2
57. 気分の波が激しく、落ち込みと興奮を繰り返す	★	★	0 1 2

表 3-5　PARS（日本自閉症協会版広汎性発達障害評定尺度）

以下の項目について、幼児期（就学前）、児童期（小学校時代）、思春期・成人期（それ以降）における、当時の様子をご家族や本人からお聴きいただき、３段階で、該当欄の数字に○をつけてご記入ください。
＊就学前の幼児の方については、幼児期の項目のみを評定してください。
＊小学生の方については、幼児期の項目と児童期の項目の両方を評定してください。
＊中学１年生以上の方については、すべての項目を評定してください。
＊★は、その年代では評価しない項目を示します。

[0＝なし、1＝多少目立つ、2＝目立つ]

	幼児期	児童期	思春期
1. 視線が合わない	0　1　2	★	★
2. 他の子どもに興味がない	0　1　2	★	★
3. 名前を呼んでも振り向かない	0　1　2	★	★
4. 見せたい物を持ってくることがない	0　1　2	★	★
5. 指さしで興味のあるものを伝えない	0　1　2	★	★
6. 言葉の遅れがある	0　1　2	★	★
7. 会話が続かない	0　1　2	★	★
8. 一方通行に自分の言いたいことだけを言う	0　1　2	★	★
9. 友だちとごっこ遊びをしない	0　1　2	★	★
10. オウム返しの応答が目立つ	0　1　2	★	★
11. CMなどをそのままの言葉で繰り返し言う	0　1　2	★	★
12. 感覚遊びに没頭する	0　1　2	★	★
13. 道路標識やマーク、数字、文字が大好きである	0　1　2	★	★
14. くるくる回るものを見るのが好きである	0　1　2	★	★
15. 物を横目で見たり、極度に目に近づけて見たりする	0　1　2	★	★
16. 玩具や瓶などを並べる遊びに没頭する	0　1　2	★	★
17. つま先で歩くことがある	0　1　2	★	★
18. 多動で、手を離すとどこに行くかわからない	0　1　2	★	★
19. 食べ物でないものを食べたり呑み込んだりする	0　1　2	★	★
20. 抱っこされるのを嫌がる	0　1　2	★	★
21. ビデオの特定場面をくりかえし見る	0　1　2	0　1　2	★
22. ページめくりや紙破りなど、物を同じやり方で繰り返しいじる	0　1　2	0　1　2	★
23. 全身や身体の一部を、同じパターンで動かし続けることがある	0　1　2	0　1　2	★
24. 身体に触れられることを嫌がる	0　1　2	0　1　2	★
25. 同じ質問をしつこくする	0　1　2	0　1　2	0　1　2
26. 普段通りの状況や手順が急に変わると、混乱する	0　1　2	0　1　2	0　1　2

	a. 確かにそうだ	b. 少しそうだ	c. 少しちがう	d. 確かにちがう
28. 私は、いつも、細かなことよりは、むしろ全体像に集中する	a	b	c	d
29. 私は、電話番号を覚えているのがとても上手ではない	a	b	c	d
30. 私は、状況や人の外見の小さな変化に、いつも気づくわけではない	a	b	c	d
31. もし私が話しているのを聞いている人が退屈しているなら、私はどのように話すかを知っている	a	b	c	d
32. 私は、一度に2つ以上のことをするのは簡単だ	a	b	c	d
33. 私は、電話で話しているとき、いつ自分の話す番かがはっきりしない	a	b	c	d
34. 私は、物事を自発的にすることを楽しむ	a	b	c	d
35. 私は、しばしば冗談の意味をわかるのが最後になる	a	b	c	d
36. 私は、人の顔を見るだけで、その人が考えていることや感じていることが容易にわかる	a	b	c	d
37. もし中断があっても、私はやっていたことにとても早く戻ることができる	a	b	c	d
38. 私は、社交的なおしゃべりが上手だ	a	b	c	d
39. 人は、私が同じことを長々と話し続けるとよく言う	a	b	c	d
40. 子どもの頃、私は他の子どもたちと、ごっこ遊びが入ったゲームをよく楽しんだものだ	a	b	c	d
41. 私は、物事のカテゴリーについての情報を集めるのが好きだ（たとえば、自動車、鳥、電車、植物の種類など）	a	b	c	d
42. 誰か他の人だったらどうだろうと想像することは、私には難しい	a	b	c	d
43. 私は、私が関与するどんな活動も注意深く計画することを好む	a	b	c	d
44. 私は、社交的な機会を楽しむ	a	b	c	d
45. 私は、人の意図をわかるのがむずかしい	a	b	c	d
46. 新しい状況は、私を不安にする	a	b	c	d
47. 私は、初めての人に会うのを楽しむ	a	b	c	d
48. 私はよい“外交官”である	a	b	c	d
49. 私は、人の誕生日を覚えているのがとても上手ではない	a	b	c	d
50. 私は、ごっこ遊びが入ったゲームを子どもたちとするのは、とても簡単だ	a	b	c	d

自閉症スペクトラム指数（AQ）（Baron-Cohen S, Wheelwright S, Skinner R, et al（2001）: The Autism-Spectrum Quotient（AQ）; Evidence from Asperger syndrome / high-fundioning autism, males and females, scientists and mathematicians. J Autism Dev Disord 31 : 5-17）

日本語訳は複数あるが、ここでは栗田らによる訳を紹介した〔栗田広、長田洋和、小山智典他（2003）: 自閉症スペクトル指数日本版（AQ-J）の信頼性と妥当性. 臨床精神医学 32 : 1235-1240〕。

表 3-6　AQ-J（自閉症スペクトラム指数日本版）

	a. 確かにそうだ	b. 少しそうだ	c. 少しちがう	d. 確かにちがう
1. 私は物事を自分1人でよりも他の人とすることを好む	a	b	c	d
2. 私は物事を何回も何回も同じようにすることを好む	a	b	c	d
3. もし私が何かを想像しようとすると、心の中に映像を作り出すのはとても簡単だ	a	b	c	d
4. 私は、しばしば他のことが見えなくなるほど1つのことに強く夢中になる	a	b	c	d
5. 私は、他の人が気づかないときにもよく小さな音に気づく	a	b	c	d
6. 私は、車のナンバープレートまたは同様な一連の情報にいつも注目する	a	b	c	d
7. 他の人たちは、私が言ったことをよく失礼だと言う、たとえ私がそれはていねいだと思っていても	a	b	c	d
8. 私は物語を読んでいるときに、登場人物たちがどのように見えるだろうかを簡単に想像できる	a	b	c	d
9. 私は日付に魅せられている	a	b	c	d
10. 社交的な集まりの中で、私はいくつかの異なった他人の会話を容易に聞きとることができる	a	b	c	d
11 . 私は社交的な場面を気軽に思う	a	b	c	d
12. 私は、他人が気づかない細かいことに気づく傾向がある	a	b	c	d
13. 私はパーティよりはむしろ図書館に行きたい	a	b	c	d
14. 私は物語を作るのは簡単だ	a	b	c	d
15. 私は、自分が物よりも人により強くひきつけられているのに気づいている	a	b	c	d
16. 私は、もし追求することができないと当惑してしまう、とても強い興味をもつ傾向がある	a	b	c	d
17. 私は、社交的なおしゃべりを楽しむ	a	b	c	d
18. 私が話すときには、他人が横から口を出すのは、必ずしもいつも簡単とは限らない	a	b	c	d
19. 私は数に魅せられている	a	b	c	d
20. 私は物語を読んでいる時に、登場人物の意図を理解するのが難しい	a	b	c	d
21. 私は物語を読むことを特別には楽しまない	a	b	c	d
22. 私は、新しい友だちをつくるのは難しいことに気づく	a	b	c	d
23. 私は、いつも物事のパターンに気づく	a	b	c	d
24. 私は、博物館よりはむしろ劇場に行きたい	a	b	c	d
25. もし日課が妨げられても、それは私を当惑させない	a	b	c	d
26. 私は、しばしば、私がどうやって会話を続けていくかを知らないことに気づく	a	b	c	d
27. 誰かが私に話しているときに、私は“行間を読む”のが簡単なことに気づく	a	b	c	d

26点以上でも自閉症スペクトラムと確定できるわけではなく、さらに精査するために別の診察が必要と考えられています。

5　アスペルガー症候群との鑑別診断

第4章でアスペルガー症候群との見きわめが難しかったり、併存する障害について詳しく紹介しますが、ここでは、ごくかんたんに概要を説明しておきましょう。とりあげる障害は、愛着障害、注意欠如・多動性障害（ＡＤＨＤ）、シゾイドパーソナリティ障害の3つです。その他に統合失調症、気分障害などとの鑑別が必要ですが、この2つについては第4章で紹介します。

1）愛着障害

愛着は子どもが自身の安全を守るために親（養育者）に近づいて親の保護を受ける行動で、子どもが本能的に母親に愛着を求め、それに母親が応じるという母子のシステムのことをさします。愛着行動には母親との感情の共有を前提とした相互的な行動がふくまれ、愛着形成の過程において、母子間の一体感と、双方向の感情の交流がくりかえされます。乳児期から育つこの母子関係が子どもの生涯にわたる対人関係の基本になります。

　この愛着行動がうまく形成されない理由に、発達障害のようにおもに子ども自身が上手に母親を求められない場合と、母親（養育者）が子どもを虐待して、拒否したり無視して養育できない場合があります。この養育者側の要因で愛着が形成されない場合を愛着障害といいます。愛着障害を抱えて育った子どもは、養育者が自分を守ってくれないので自分自身で自分を守るしかないために、些細なことでびくっとする、過度に警戒する、誰かに助けを求めず固まるなどの症状があり、また対人関係において適切な距離をとることができません。多動で落ち着きがなく、攻撃的となり解離症状や自傷が認められることもあります。対人関係での障害が著しく、集団行動ができません。

　これらの障害は発達障害の症状によく似ています。発達障害の概念が拡大したこともあって、本来愛着障害と診断される人も発達障害と診断されていることがあります。

　愛着障害に関する児童精神科医のマイケル・ラターの有名な研究を紹介しましょう。１９８９年、ルーマニアでチャウシェスク独裁政権が崩壊した後、経済的理由などによって母親の育児放棄が多発し、大量の孤児によって孤児院があふれかえる事態がおこりました。結局、孤児たちはルーマニアからヨーロッパ各国の里親に引きとられたのですが、英国に養子に出された１１１人の子どもについてラターは追跡調査をしています。その報告によると、４歳の時点で自閉症様の症状が６％の子どもたちに認められましたが、６歳の時点で症状の改善が見られた子どもが多数いました。とくに２歳前に養父母に引きとられた場合に改善が顕著で、この子どもたちは愛着障害の可能性が示唆されました。つまり、愛着障害は自閉症と症状がよく似ていて、誤診される可能性があり、また愛着障害は養育環境の改善によって、低年齢であるほど症状が改善する可能性が高いということです[2]。

２）注意欠如・多動性障害（ＡＤＨＤ）

ＡＤＨＤ（Attention Deficit Hyperactivity Disorder）は不注意、多動、衝動性の行動の障害を特徴とする発達障害です。物事を計画して、段取りをつけて実行するといった実行機能に障害があります。授業中に教室でじっとしていられなかったり、注意が集中できずに、些細な刺激で注意がそれます。忘れ物や失くし物も多く、整理整頓ができず、部屋が乱雑です。これらはアスペルガー症候群でもよく見られます。またアスペルガー症候群と同様に知的障害があまり認められないことも多く、よくアスペルガー症候群と混同されます。また図３－２に示すように高機能自閉症スペクトラムはＡＤＨＤやＬＤ（Learning Disorders, Learning Disabilities：学習障害）を併存することもあり、鑑別診断には注意を要します。詳しくは68ページを参照してください。

３）シゾイドパーソナリティ障害

シゾイドパーソナリティ障害（Schizoid Personality Disorder：ＳＰＤ）は、パーソナリティ障害（人格障害）の一種で、シゾイドは「社会的に孤立していて対人接触を好まず、感情の表出が乏しく、何事にも興味関心がないように見える」という性格特徴で記述されることがあります。

この障害はＤＳＭ－Ⅳの診断基準（表３－７）を見ると、アスペルガー症候群によく似ていて鑑別が困難です。事実、ＤＳＭ－Ⅳの解説にもアスペルガー障害と区別するのは非常に困難であると記載されています。このことはアスペルガー自身も言及しています。ただし、アスペルガー症候群の方が常同的な行動やこだ

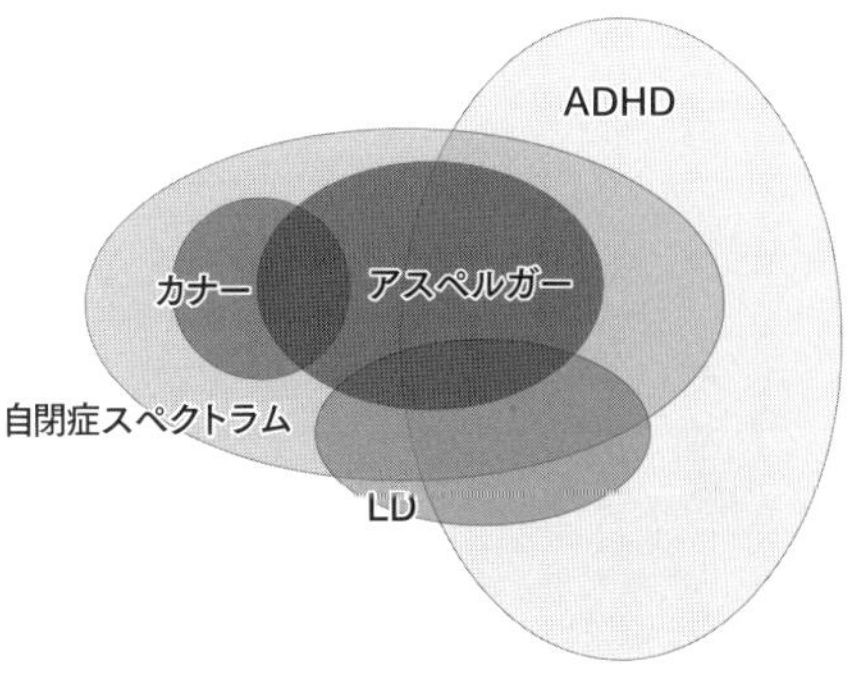

図３－２　自閉症スペクトラム、ＡＤＨＤ、ＬＤの関係

自閉症スペクトラムはＡＤＨＤともＬＤとも合併する。

〔内山登紀夫：発達障害群（学習障害、運動能力障害、広汎性発達障害）：齊藤万比古、渡辺京太（編）（２００８）：注意欠知・多動性障害―ＡＤＨＤ―の診断・治療ガイドライン第３版、ｐ１３４、じほう〕

表 3-7　シゾイドパーソナリティ障害の診断基準（DSM-IV）

A. 社会的関係からの遊離、対人関係状況での感情表現の範囲の限定の広範な様式で、成人早期平期までに始まり、種々の状況で明らかになる。以下のうち4つ（またはそれ以上）によって示される

(1) 家族の一員であることをふくめて、親密な関係をもちたいと思わない、またはそれを楽しく感じない

(2) ほとんどいつも孤立した行動を選択する

(3) 他人と性体験をもつことに対する興味が、もしあったとしても少ししかない

(4) 喜びを感じられるような活動が、もしあったとしても、少ししかない

(5) 親兄弟以外には、親しい友人または信頼できる友人がいない

(6) 他人の賞賛や批判に対して無関心にみえる

(7) 情緒的な冷たさ、よそよそしさ、または平板な感情

B. 統合失調症、精神病性の特徴を伴う気分障害、他の精神病性障害、または広汎性発達障害の経過中にのみおこるものではなく、一般身体疾患の直接的な生理学的作用によるものでもない

（American Psychiatric Association. Quick Reference to the Diagnostic Criteria from DSM-IV. 1994 より）

わりなどがより顕著です。対人関係ではアスペルガー症候群は関係性を拒否するというよりも一方向の関係になるという特徴があり、シゾイドは自分が傷つくのを恐れ関係性を拒否するという差違があります。

その他統合失調症、気分障害など鑑別が必要であったり、併存する障害がありますが第４章で詳細に述べます。

第４章

アスペルガー症候群（高機能自閉症スペクトラム）と関連する精神障害

1　ＡＤＨＤとＬＤ

1）ＡＤＨＤ

注意欠如・多動性障害（Attention Deficit Hyperactivity Disorder：ＡＤＨＤ）は、不注意、多動性、衝動性の３つを中心症状とする発達障害で、さまざまな生物学的要因を基盤に、養育に関連した心理的要因や環境要因、さらに日常生活の行動を抑制されるストレスなどの生活環境要因が複雑に絡み合って症状が際立つと考えられています（表４－１参照）。

ＡＤＨＤの有病率は、学童期の子どもの３～７％で、青年期から成人期にかけて症状は目立たなくなるといわれてきましたが、近年の調査では大人でも多くの問題が指摘されています。男女比は、２：１から９：１と男児に多いといわれますが、大人では有病率に性差はほとんどないと考えられています。

これまでＩＣＤ－10やＤＳＭ－Ⅳ－ＴＲといった国際的診断基準においては、広汎性発達障害とＡＤＨＤの併存診断は認められていませんでした（図４－１参照）。両方の診断項目を満たす事例は、広汎性発達障害の診断のみを下すとされ

表４－１　ＡＤＨＤの中心症状

不注意	多動性	衝動性
・不注意なミスをくりかえす	・じっと座っていられない	・順番を待てない
・必要なものを失くす	・常に手足を動かしている	・思ったことをすぐにいう
・集中が続かない	・いつも急いでいる	・すぐに手を出す
・気が散りやすい	・しゃべりすぎる	・人のじゃまをする
・忘れ物がたえない		・よくものをこわす

ていたのです。

しかし、広汎性発達障害において、しばしば不注意、多動性、衝動性といったＡＤＨＤの中心症状が見られ、ＡＤＨＤにおいては、自閉症スペクトラムの中心症状が見られることも多いです。

多くの国際的な研究でＡＤＨＤと自閉症スペクトラムの症状の類似性[1]が裏付けられたことから、従来考えられていたほどにＡＤＨＤと自閉症スペクトラムは明確に区別できる障害ではないという考えが広がり、ＤＳＭ－５（２０１３年公表）では自閉症スペクトラムとＡＤＨＤの併存が認められました。

ＡＤＨＤの特徴は行動で直接表現されるために目立ちやすいのですが、それに比べて高機能自閉症スペクトラムに見られるような微妙なコミュニケーションのズレや対人関係でおこってくる問題は見逃されやすく、周囲から指摘されにくいのです。

実際に、ＡＤＨＤと診断して治療を行っていた子どもがＡＤＨＤの症状が軽快するにしたがって、高機能自閉症スペクトラムの症状が明確になり、診断変更を余儀なくされたケースを何度も経験しています。

このため、ＡＤＨＤと診断した場合には、高機能自閉症スペクトラムの症状についても慎重に検討する必要があります。

図４－１　自閉症スペクトラムとＡＤＨＤの併存について

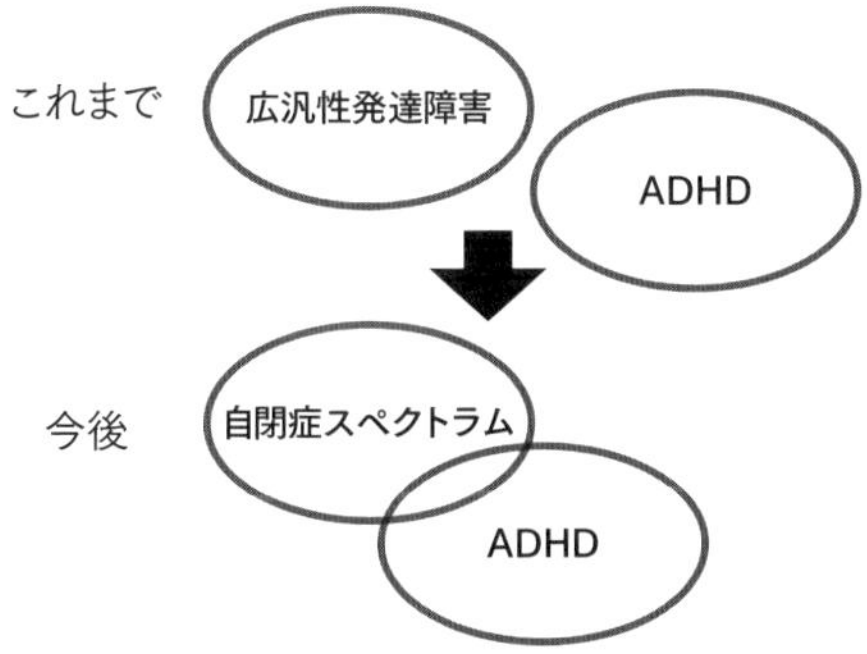

2）ＬＤ（学習障害）

文部科学省は学習障害（Learning Disabilities）を「基本的には全般的な知的発達に遅れはないが、聞く、話す、読む、書く、計算する又は推論する能力のうち特定のものの習得と使用に著しい困難を示すさまざまな状態を指すもの」で、「中枢神経系に何らかの機能障害があると推定される」ものと定義しています。

一方、国際的診断基準の定義は「読み」「書字」「計算」の３領域での障害であり、ＤＳＭ－Ⅳ－ＴＲの学習障害（Learning Disorders）の項には読字障害、算数障害、書字表出障害、特定不能の学習障害が記載されています（表４－２）。

教育用語であるLearning Disabilitiesも医学用語のLearning Disordersもともに「ＬＤ」と略されるので、教育、医療の臨床場面において「ＬＤ」という用語を用いる場合、いずれの意味で使用されているのかを注意する必要があります。

教育用語のＬＤにふくまれている「聞く」「話す」という能力はコミュニケーション能力と、「推論する」能力は想像力と関連する可能性があり、コミュニケーション能力や想像力の問題は自閉症スペクトラムの特性と関連します。つまり、教育用語のＬＤの概念のなかには医学用語のＬＤの概念に加えて、高機能自閉症スペクトラムの特性がふくまれている可能性があることに留意する必要がありま

表 4-2　学習障害（Learning Disorders）診断基準（DSM-IV-TR）

読字障害

A 読みの正確さと理解力についての個別施行による標準化検査で測定された読みの到達度が、その人の生活年齢、測定された知能、年齢相応の教育の程度に応じて期待されるものより十分に低い。

B 基準 A の障害が読字能力を必要とする学業成績や日常の活動を著明に妨害している。

C 感覚器の欠陥が存在する場合、読みの困難は通常それに伴うものより過剰である。

算数障害

A 個別施行による標準化検査で測定された算数の能力が、その人の生活年齢、測定された知能、年齢相応の教育の程度に応じて期待されるものよりも十分に低い。

B 基準 A の障害が算数能力を必要とする学業成績や日常の活動を著明に妨害している。

C 感覚器の欠陥が存在する場合、算数能力の困難は通常それに伴うものより過剰である。

書字表出障害

A 個別施行による標準化検査（あるいは書字能力の機能的評価）で測定された書字能力が、その人の生活年齢、測定された知能、年齢相応の教育の程度に応じて期待されるものよりも十分に低い。

B 基準 A の障害が文章を書くことを必要とする学業成績や日常の活動（例：文法的に正しい文や構成された短い記事を書くこと）を著明に妨害している。

C 感覚器の欠陥が存在する場合、書字能力の困難は通常それに伴うものより過剰である。

特定不能の学習障害

このカテゴリーは、どの特定の学習障害の基準も満たさない学習の障害のためのものである。このカテゴリーには、3 つの領域（読字、算数、書字表出）のすべてにおける問題があって、個々の技能を測定する検査での成績は、その人の生活年齢、測定された知能、年齢相応の教育の程度に応じて期待されるものより十分に低いわけではないが、一緒になって、学業成績を著明に妨害しているものをふくめてもよい。

す。

さて、医学用語のＬＤの有病率は2～10％といわれています。読字障害の有病率は、海外の報告では４％程度といわれています。しかし、日本での有病率は明らかになっていません。日本ではアルファベット圏と異なり、ひらがなやカタカナは文字と読みがほぼ1対1の関係にあるために、アルファベット圏に比べると障害が少ないのではないかという意見があります。

この他、海外の報告では算数障害で1％、書字表出障害で3～10％という有病率の推定がありますが、これも日本での有病率は明らかになっていません。日本独自の調査が求められています。

ＬＤは学習の場面でおこってくる問題ですが、問題は学力などに止まらず、学習が思うようにならないという感情から、気力を失ったり、怒りっぽくなったり、屈辱感、孤独感、疎外感などを感じて、自己評価が低下し、自尊感情が育たない可能性が生じます。

また、高機能自閉症スペクトラム、ＡＤＨＤ、ＬＤがそれぞれが併存する可能性が高く、加えてそれぞれの障害を鑑別する必要もあります。成長過程で周囲から要求される内容も変化していくため、一度診断しても経過のなかで他の問題が現れてくることも少なくありません。

子どもが、どのような場面で困り、どのような支援を必要としているのかを把握するために、コミュニケーションの問題、行動の問題、学習の問題などさまざまな側面からアセスメントをして、その子どもが抱える問題の全体像を明らかにする継続的な努力が不可欠です。

2 統合失調症

統合失調症は、いない人の声が聞こえる（幻覚）や事実でないことを思いこむ（妄想）といったような陽性症状、人との接触をさける、自発性が低くなるといったような陰性症状、そして認知機能障害*などが認められ、多くは慢性・再発性の経過をたどり、社会的な機能の低下を生じる精神障害です。

統合失調症は、約１％の割合で発症するといわれ、発症年齢は15歳以前にはまれであり、15歳を過ぎるとしだいに増加し18歳以降から20歳代にかけて急増するといわれます。

米国の精神科医のレオ・カナー*が１９４３年に「早期幼児自閉症」という概念を示し、「早期幼児自閉症」が統合失調症が最も早期に出現したものと考えてよ

***認知機能障害**：言葉を記憶したり、物事に注意を向けたり、それに基づいて行動を組織したり、実際の作業を行うことに困難をきたす状態。

***カナー**：15ページ参照。

いかもしれない[2]、と主張したことから自閉症と統合失調症の異同が議論となりました。

その後、英国の精神科医のマイケル・ラター＊が自閉症の言語認知障害説を唱えたことなどから[3]、１９８０年に示されたＤＳＭ－Ⅲでは、自閉症は発達障害と定義され統合失調症とは明確に区別されました。

しかし、アスペルガー症候群などの高機能自閉症スペクトラムが注目されるようになった近年、ふたたび高機能自閉症スペクトラムと統合失調症の鑑別が議論されることが多くなっています。

乳幼児期の発達上の問題が発達障害と診断する前提となりますが、高機能自閉症スペクトラムの場合、乳幼児期には障害が目立たず、思春期以降になって問題化してくることが多いです。このため、乳幼児期の詳しい情報がわからないまま、現在の症状のみで高機能自閉症スペクトラムを診断することが求められます。

このように縦断的（時系列的）な視点をもてないために、発達障害は乳幼児期からの問題であり、統合失調症はある時点から発病するというきわめて明確な鑑別方法を採用することが困難となってしまいます。

自閉症スペクトラムでも、児童期後期から統合失調症様の症状が見られることがあり、また青年期以降の自閉症スペクトラムの20％弱に幻覚や妄想が見られた

＊ラター：19ページ参照。

とする報告もあります。自閉症など自閉症スペクトラムの中核群に統合失調症が併存する頻度は一般人口の頻度と同等と報告されていることからすると、自閉症スペクトラムにおける幻覚や妄想はストレスに対する一過性、反応性の精神病状態と考えられます。

児童期後期から思春期にある高機能自閉症スペクトラムの子どもたちは「心の理論」（表4-3）を通過し、他者との違いに気づくようになり、他者から見た自分という観点が成立するようになります。このことによってそれまでのいじめられた体験などを、被害的に考えることが重なり、被害妄想にまで発展するケースもあります。

自閉症スペクトラムにおける妄想は、過ごしてきた生活に関連したもので、とりまく状況に依存しており、複数の妄想とつながりをもたず単純で、一過性であり、状況の変化で急激に症状が軽快するといった特徴をもっています。この点で、現実にそぐわないもので、複数の妄想とつながり体系化するといった特徴をもつ統合失調症の妄想とは違います。

自閉症スペクトラムの子どもになんらかのストレスで一過性に統合失調症様の症状が見られた場合、ストレスの要因となっている家庭や学校などの環境から距離をおき、静かで安心できる環境に身をおくことで症状が軽快していきます。

表4-3　心の理論

他者の心の動きを類推したり、他者が自分とは違う信念をもっているということを理解したりする機能。

自閉症スペクトラムの子どもたちは、サリーとアン課題でバスケットではなく「箱を探す」と答える場合が多い。

サリーとアン課題

① サリーはビー玉をバスケットのなかに入れ、部屋を出て行きました。

② サリーが部屋にいない間にアンはビー玉をバスケットから箱に移し入れました。

③ サリーは部屋に戻ってきました。

④ サリーはビー玉をどこに探すでしょう？

ときにそれが入院の場合もあります。自閉症スペクトラムの子どもに入院を推奨する訳ではありませんが、入院生活によってストレスとなる状況や複雑な対人関係などから一時的に距離をおくことができ、構造化*された入院環境や病棟の日課などにより治療効果が得られることがあります。

また、自閉症スペクトラムの幻覚や妄想といった症状に対して抗精神病薬による薬物治療が有効であるともいわれます。有効性と安全性のバランスがとれた治療薬を少量服薬して効果が見られる場合もありますが、年齢や症状の程度、そのときの状況などを十分に考えて、薬物治療は慎重に行う必要があります。[4]

3 気分障害（うつ病、双極性障害）

気分障害*は、うつ病と双極性障害（躁うつ病）に大きく分類されます。うつ病は、「抑うつ気分」や「興味または喜びの喪失」が症状のなかで重要ですが、双極性障害はそれらに加えて「気分の高揚」や「活動性の亢進」といった躁症状も認められます。

最近の海外の調査では、子どもの5～8％にうつ病が見られ、年齢が高くなる

*構造化：ここでは何をするか、いまは何をすることが求められているかということが理解しやすい枠組み・環境が設定されていること。自閉症スペクトラムの支援においては、スケジュール、場所、手順などを視覚的にわかりやすくした構造化が有効といわれる。

*気分障害：ある程度の期間にわたって続く気分（感情）の変化によって苦痛を感じたり日常生活に支障をきたす精神疾患。

につれて頻度が増加すると報告されています。日本での調査[5]でも、質問紙によるスクリーニングで小学生の7・8％、中学生の22・8％が抑うつ状態の可能性があると報告されています。子どもの双極性障害の頻度は0・6〜1・0％と推定されており、大人の双極性障害の半数近くは初めてのうつ状態か躁状態は思春期に体験しているともいわれます。

高機能自閉症スペクトラムに併存する気分障害は、年齢が上がるほど併存率が高いとされます。海外の報告では自閉症スペクトラムのおよそ30％に気分障害が併存する[6,7]とされ、国内では、386名の高機能自閉症スペクトラムを対象に調査した結果、気分障害の併存は10・6％であったとされます。[8]さらに、自閉症スペクトラムの家族研究から自閉症スペクトラムの子どもをもつ家族に気分障害が多く見られるといわれ、第二親等以内*の家族にうつ病または双極性障害の病歴が認められた割合は74％だったとする報告もあります。

これらのことなどから、自閉症スペクトラムと気分障害の併存の背景には遺伝的要因などの生物学的な共通性も考えられてはいますが、心理的な要因による気分障害発症も考えられています。

たとえば、高機能自閉症スペクトラムでは、他者との交流に強い関心をもつ一方、コミュニケーションスキルの拙さなどから失敗を重ねたり、ときにはいじめ

*＊**第二親等以内**：父母は一親等，兄弟姉妹は二親等。*

の対象となったりし、自己評価の低下などが見られるために抑うつ症状に発展することが考えられています。

言語能力の比較的高い高機能自閉症スペクトラムであっても悲しみや落ちこみなどを言葉で表現することは困難であることが多いものです。行動や発言の変化の観察から気分の変動を察知し、できるだけ早くに併存する気分障害を発見して治療することが重要です。治療の1つの選択肢として薬物治療が考えられ、選択的セロトニン再取り込み阻害薬（ＳＳＲＩ）、非定型抗精神病薬、気分安定薬などが気分障害の治療に準じて処方される場合があります。

4 摂食障害

摂食障害には、大きく分けて、神経性無食欲症（拒食症）と神経性大食症（過食症）がありますが、どちらも食行動の著しい異常が持続し、その結果として多彩な身体異常状態が生じる精神疾患です。

❶神経性無食欲症——食事を摂らず正常範囲の最低限の体重でさえも保つことを拒否し、やせることを希求します。神経性無食欲症は、海外の報告による

と男女比1：8ほどで、16～18歳の女子における発生率は100人に1人といわれています。発症年齢のピークは思春期で、4分の1は13歳以下の発症だという意見[9]もあります。

❷**神経性大食症**——神経性大食症は過食と過食後の体重をコントロールするための行動（自己誘発性おう吐や下剤乱用など）を反復します。男女比1：10ほどで、発生率のピークは16～20歳にあり、生涯有病率2・3％という報告があります。日本における調査でも同様の発生率が推定されています。

摂食障害の死亡率は診断・治療の進歩によって年々改善してきていますが、神経性無食欲症は精神疾患のなかで最も死亡率が高く、過去の調査をまとめると、死亡率は発症後4年以内で平均0・9％、4～10年後で4・9％、10年後以上で9・4％でした[10]。

自閉症スペクトラムと摂食障害の併存は、海外の報告でも日本の報告[11]でも1～2割といわれています。近年、日本においても摂食障害の経過中にアスペルガー症候群をはじめとする高機能自閉症スペクトラムに気づかれることが多くなり、調査や症例報告が行われるようになり、注目されています。

症例　食べられなくなった14歳の女子中学生Aさん

Aさんは帝王切開にて出生。乳幼児健診ではとくに指摘されることはなかったが、指さしやバイバイは1〜2歳頃にはしなかった。人見知りはなく、手のかからない子であった。就学前は、ままごとはしようとせず1人で砂場で遊んでいたことが印象的であるという。小学校では特定の友人と遊ぶのみで、人付き合いはうまくなかった。

中学1年の秋に、「デブ、むこう行け」といわれたことをきっかけに、食事を摂らなくなり、Aさんの体重はどんどん減少した。心配した母親とともに近くの心療内科を受診した。神経性無食欲症と診断され、通院治療を行っていたが、改善が見られず中学2年の春には１５２㎝、30㎏（ＢＭＩ13）となり、入院治療が必要と判断され、紹介されて当科を受診となった。「一度食べないと決めたら、食べない」とかたくなな様子がうかがえ、「学校では、ずっとデブといわれるから」とも述べた。

●まとめ●

この症例では、自閉症スペクトラムの可能性を考えて、詳しい発達歴の確認を行いました。上記のような摂食障害の症状以外に「冗談が通じない」「物の配置にこだわる」「宿題が20時までに終わらないと大泣きしていた」などコミュニケーションの問題やこだわりのエピソードがありました。

学校では日常的に「デブ」といわれて、いじめられていたようですが、Bさんは相手の悪気に気づいておらず言葉をそのまま理解し「まだ太っているのなら、食べない」とこだわりを強めてしまったようです。入院することで、いじめから距離をおくことができ、徐々に食べられるようになりました。

自閉症スペクトラムに特徴的なこだわりが食行動に及ぶこともありますし、摂食障害において食行動以外に強迫的で柔軟性に欠く（こだわる）行動パターンが見られることもよくあります。自閉症スペクトラムの中心症状である社会性の障害やコミュニケーションの障害も、摂食障害に発病前から認められる社交不安やひきこもり傾向、対人関係の不器用さなどとよく似ています。

このように症状がよく似ているだけでなく、近年では神経心理学的研究から、「実行機能の障害」「中枢性統合の障害」「社会性・共感性の障害」の３つの領域における両者の共通点が指摘されています[12]。

たとえば、「社会性・共感性の障害」については、自閉症スペクトラムに特徴的とされてきた「心の理論」課題に対する困難さが摂食障害にもあることが指摘されています。ただし、摂食障害における「心の理論」課題に対する困難さが低体重の時期に限られるという報告もあれば、摂食障害の重症度とは関連がなかったという報告もあり、「心の理論」との関連性の明確な結論は出ていません。

以上のように、自閉症スペクトラムと摂食障害の併存はまれなものではないこと、両者にはなんらかの共通する病因が存在する可能性があることが指摘されています。

自閉症スペクトラムと摂食障害が併存する場合、治療・対応においては、自閉症スペクトラムの特性に配慮することが重要です。これは摂食障害の特性に配慮する必要がないという意味ではなく、摂食障害が表面化しやすく、気づかれやすいのに対し、併存する自閉症スペクトラムがしばしば背後に隠れていて気づかれないことに注意を喚起するものです。

実際、これまでの報告の多くは、当初は摂食障害として対応していたがうまく改善が見られず、経過のなかで自閉症スペクトラムに気づき、自閉症スペクトラムの特性に配慮した対応に変えたことによって治療が好転したという趣旨のものです。臨床場面においては、自閉症スペクトラムと摂食障害の併存の可能性に留意しながら、慎重に鑑別を行い、治療・対応に臨むことが求められます。

5 強迫性障害

強迫性障害は、くりかえし考えてしまう強迫観念と行動をくりかえししてしまう強迫行為からなります。

強迫観念とは、考えたくないのに考えてしまうもので、単なる心配しすぎなどではありません。強迫観念には、汚れや病原菌に汚染されるのではないかという心配、火事など何か恐ろしいことがおこるのではないかという恐れ、ものをぴったりと並べたいという欲求などがあります。

強迫行為とは、やりたくなくてもやらずにはいられない行為で、それによって避けようとしていることよりも程度がはなはだしい行為です。たとえば、何回も何回もまたは長時間にわたって手を洗う、敷居をまたいだり戻ったりをくりかえす、戸締りをしつこく確認するなどがあげられます。

典型的な強迫症状ではたとえば、「手を何度も洗い、きれいになっていると思う。しかし、馬鹿げていると思うが菌がついているように思え、また手を洗わないではいられない」（表4－4）といったように自我違和性*が認められることが特徴ですが、子どもの強迫性障害ではこの認識がなくても診断となります。

子どもの強迫性障害は、かつてはまれな疾患と考えられていましたが、最近では頻度が1～2％程度であり大人での頻度と大差はないと考えられるようになっています。強迫性障害の発症年齢は10歳前後と20歳前後に2つのピークをもち、過半数が18歳以下で発症するといわれます。

自閉症スペクトラムの中心症状の1つである常同性やこだわりといった症状は、強迫性障害の強迫観念や強迫行為とよく似た特徴を示すため、自閉症スペクトラムと強迫性障害の関連性がよく議論となります。つまり、自閉症スペクトラムの症状の一部としての強迫症状なのか、自閉症スペクトラムに併存した強迫性障害の強迫症状なのかということです。自閉症スペクトラムに見られる強迫症状では、自我違和性はなく自我親和性*であることが多く、このことが鑑別の手掛かりとなります（表4－4参照）。

ただし、強迫性障害では自我違和性が認められない場合もあるため、自閉症ス

＊**自我違和性**：自分でも、その行為や考えがどこか異常であると感じ、苦痛や違和感があること。

＊**自我親和性**：自分では、その行為や考えに対して苦痛や違和感がないこと。

ペクトラムと強迫性障害の関係についてはさらなる検証は必要です。言語能力の比較的高い高機能自閉症スペクトラムで、思春期前後から自我違和性をもって強迫症状が新たに見られた場合は強迫性障害が併存していると考えていいでしょう。

これまでに、自閉症スペクトラムの86％に強迫症状（例：手洗い、物の整理、洋服や事物をくりかえし触るなどの確認行為）が認められたという報告[13]や、自閉症スペクトラムの22％に強迫性障害の併存が認められたとする報告[14]があります。

治療の1つの選択肢として薬物治療が考えられますが、クロミプラミンやSSRIが強迫性障害の治療に準じて使用される場合があります。クロミプラミンやSSRIであるフルボキサミンは自閉症スペクトラムの強迫症状を改善することが報告[15][16]されており、自閉症スペクトラムと強迫性障害の併存例に対しても有効性があると考えられます。

表4-4　自我違和性と自我親和性の具体例

自我親和性

手を何度も洗っているが、きれいになっていると思わない。菌がついていると思うので、また手を洗わないではいられない

自我違和性

手を何度も洗い、きれいになっていると思う。しかし、馬鹿げていると思うが菌がついているように思え、また手を洗わないではいられない

症例

何度も手を洗う16歳の男子高校生B君

出生時に問題はなかったB君。1歳半健診で、始語は認められるが人見知りや指さしが認められないことを指摘され、その後何度か保健師のフォロー

を受けた。

1人で遊ぶことが多く、電車を部屋の端から端まで直線に並べて、両親を驚かせた。電車への興味は顕著で、電車の最高速度までも覚えていた。小・中学校では、「変わったヤツだ」などといわれ、友人は数えるほどであったが、都市部ではなく生徒数もそれほど多くない環境のなかでとくに問題なく過ごした。「電車で通学したい」といって都市部にある高校に進学し、1時間ほどかけて電車で通学するようになった。この頃から不潔恐怖が見られ、手洗い行為が頻回となった。

また、高校では「空気が読めない」などといわれ、からかわれるなど対人関係上のつまずきが目立つようになった。また、電車を降りた後に「誰かに危害を加えたりしなかったか」などと考えるようになり、電車に乗るのが嫌になった。その後、家族にも手を洗うように命令し、「何もしていないよね。暴力を振るってはいないよね」と危害を加えていないという確認を行うようになったため、心配した両親とともに受診となった。

●まとめ●

自閉症スペクトラムと強迫性障害を鑑別するポイントの1つは、出現している考えや行動が自我違和性であるか、自我親和性であるかですが、C君は「何度も洗って、きれいになっているとは思うが、汚く思えて何度も洗ってしまう」と述べており自我違和性が認められました。

そして、同時に自閉症スペクトラムの中心症状も認められ、知能指数が107でしたので、強迫性障害と高機能自閉症スペクトラムの併存例と考えられました。

6 解離性障害・転換性障害

解離性障害・転換性障害とは、その人自身は気づいていない動機（心因）によって、意識障害（意識の制限、健忘、人格の変化）、あるいは運動機能、感覚機能の障害が引きおこされるもので、これらの障害は心理的に有用な場合もあります（たとえば、心理的ストレスとなっているものを避けることができるなど）。解離性障害・転換性障害の症状は、誰にでも生物学的、発生学的に備わっている原始的な反応の1つであると考えられています。

つまり、解離性障害・転換性障害はより原始的な段階に退行することによって、内的葛藤や不安を解消しようとするものです。意識障害に関連するものを解離性障害、無意識的な葛藤が運動や感覚という身体症状に置き換わるものを転換性障害と分けられています。一般に解離症状は解離性健忘や転換症状との併存が認められますが、自閉症スペクトラムにおいてそれらの併存は少ないといわれます。

自閉症スペクトラムと解離性障害・転換性障害の併存に関する報告はきわめて少ないのですが、専門家からは、臨床場面においては解離症状を疑わせる症状を経験するとよく聞きます。たとえば「タイムスリップ現象」などは解離症状ととらえることができます。「タイムスリップ現象」とは、自閉症スペクトラムをもつ人が、感情的な体験などをきっかけに、突然に過去のこと（ときには数年前以上のこと）を思い出し、その思い出した内容を、あたかも先ほどのことのように体験する現象です。これが外傷的な記憶の想起である場合、フラッシュバックとの異同が問題となりますが、自閉症スペクトラムの「タイムスリップ現象」の場合、楽しかった記憶や中立的な記憶も少なくないことが特徴です。

この「タイムスリップ現象」[17]は、行動として表現されることもあり、突然に怒り出したり、泣き出したりするなど周囲からは唐突で奇異な行動と見なされ、気づかれないことがあるので注意が必要です。

また、解離症状が見られるようになる1つの原因として心的外傷体験があげられますが、自閉症スペクトラムをもつ子どもにいじめや虐待などの体験がしばしば見られることから、自閉症スペクトラムにおいて解離症状の出現はまれではないと推測されます。自閉症スペクトラムをもつ子どもに解離症状が認められる場合には、その症状の性質や由来を慎重に検討する必要があります。そして、個々の状態だけではなく、とくに家庭や学校などの状況がどの程度解離症状に影響しているのかを考え、子どもの症状が表すものに対して、ほどよい関心と理解を示し、対応をともに考えるという姿勢が治療者には必要です。

7 パーソナリティ障害

パーソナリティ障害の概念が発達期のパーソナリティ（人格）の形成と一体のものであることは自明です。パーソナリティの形成に、間主観性《かんしゅかんせい》、分離個体化過程*、アタッチメント（愛着）*などが重要な役割を果たしていることがさまざまな研究からわかってきています。

乳児は養育者が自分に関心を向けているかどうかを敏感に察知する能力をもっ

***分離個体化過程**：子どもの発達とともに、子どもが親から離れて行動するなどの体験を通して親から物理的にも心理的にも独立していく過程。

***アタッチメント（愛着）**：60ページ参照。

ており、この相手の感じている世界を察知することを「間主観性」といいます。この間主観性の育ちとともに、他者との関係性が発展し、自我が発達することになります。相手の感じている世界をうまく察知することができない自閉症スペクトラムであれば、この間主観性が育ちにくいことが考えられます。このように自閉症スペクトラムにおいては、パーソナリティの形成に不具合が生じ、パーソナリティ障害につながるリスクを孕《はら》んでしまいます。[18]

　表4-5を見てください。他者と親密な関係をもちたいと思わない、情緒面で冷たさが見られるような特徴をもつシゾイドパーソナリティ障害ですが、アスペルガー症候群との異同がよく議論されます。実際、シゾイドパーソナリティ障害とアスペルガー症候群を区別することは非常に困難であると明記されています(DSM-Ⅳ-TR)。

　関係性という観点から相違点を検討すると、シゾイドパーソナリティ障害は関係性を恐れ、アスペルガー症候群は関係性に無頓着であるといえるかもしれません。これは自我の形成と無関係ではなく、間主観性の形成と密に関連しながら自我の形成不全となるシゾイドパーソナリティ障害では他者の侵入を恐れるため関係性を恐れますが、間主観性が形成されずに異質な自我をもつアスペルガー症候群では他者との関係に無頓着となると考えられます。

表 4-5　シゾイドパーソナリティ障害の診断基準（DSM-IV-TR）

A. 社会的関係からの遊離、対人関係状況での感情表現の範囲の限定などの広範な様式で、成人期早期までに始まり、種々の状況で明らかになる。以下のうち４つ（またはそれ以上）によって示される

(1) 家族の一員であることをふくめて、親密な関係をもちたいと思わない、またはそれを楽しく感じない

(2) ほとんどいつも孤立した行動を選択する

(3) 他人と性体験をもつことに対する興味が、もしあったとしても、少ししかない

(4) 喜びを感じられるような活動が、もしあったとしても、少ししかない

(5) 親兄弟以外には、親しい友人または信頼できる友人がいない

(6) 他人の賞賛や批判に対して無関心にみえる

(7) 情緒的な冷たさ、よそよそしさ、または平板な感情

B. 統合失調症、精神病性の特徴を伴う気分障害、他の精神病性障害、または広汎性発達障害の経過中にのみおこるものではなく、一般身体疾患の直接的な生理学的作用によるものでもない

この他、境界性パーソナリティ障害*、自己愛性パーソナリティ障害*と自閉症スペクトラムも鑑別が求められます。しかし、自閉症スペクトラムからそれぞれのパーソナリティ障害に発展し、両者が併存する場合もあることに留意し、どのような行動が見られるのかだけでなく、どのようにその行動が見られるようになったのかを検討することが重要です。

***境界性パーソナリティ障害**：感情は不安定で、不適切なまでに激しい怒りを抱くことや、相手や自分に対しての評価が極端に良かったり悪かったりと揺れ動くこと、衝動的な自己破壊行為などを特徴とするパーソナリティ障害である。

***自己愛性パーソナリティ障害**：ありのままの自分を愛することができず、自分は素晴らしく特別で偉大な存在でなければならないと思いこみ、他者からの批判や無関心に耐えられないといった特徴をもつパーソナリティ障害である。

第5章

アスペルガー症候群（高機能自閉症スペクトラム）の生物学的研究

1 遺伝的研究

❶疫学による有病率

自閉症の有病率については、１９６０年頃には1万人に4～5人程度と報告されていましたが、近年、診断概念の拡大と発見・感度向上などの要因によって、自閉症スペクトラムの有病率はより高いと考えられるようになり、１００人に１人程度と報告されています。[1]

アスペルガー症候群に限ってみると、有病率は1万人に2・5人程度であり、自閉症の約４分の1、特定不能の広汎性発達障害の約６分の1と報告されています（図５－１）[2]。

❷遺伝的要因

過去には、自閉症の原因について、「冷たい子育てが原因である」などと不適切な育児が原因であるとする心因論＊に基づいた議論が行われたこともあり、母親が非難された時期もありました。しかし、現在では遺伝的要因が大きな役割を果

図５－１　アスペルガー症候群、自閉症、自閉症スペクトラム、特定不能の広汎性発達障害

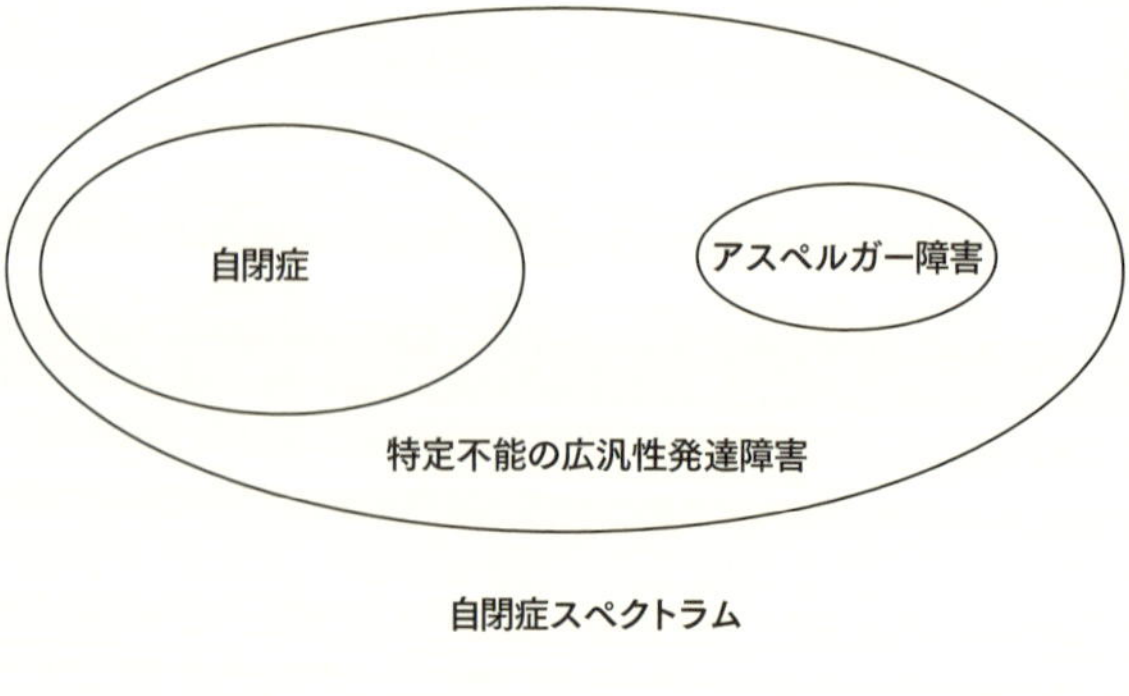

＊**心因論**：ある事態が、心理的、精神的な原因によって引きおこされたという考え。

たしているとする考えが主流になっています。その根拠となっているのが家族研究、とりわけ双生児研究で、自閉症スペクトラムには遺伝的要因が大きくかかわることが知られるようになりました。ただし、現時点でもアスペルガー症候群のみを対象とした研究は非常に少ないのが現状です。

自閉症スペクトラムを対象とした研究によれば、一卵性双生児での自閉症スペクトラムの一致率は約50～80％であり、二卵性双生児での自閉症スペクトラムの一致率は約30～40％と報告されています。[3]

このような研究から、自閉症スペクトラムは単一の遺伝子が原因ではなく、複数の遺伝子や両親の年齢、出生時低体重、多産や妊娠中の母体感染症などの環境的要因が複合的に絡み合っていると推定されています。

また、父親の年齢との相関性が報告[4]されており、父親の年齢が上がると自閉症児の生まれる確率が高くなるともいわれています。

このように、自閉症スペクトラムには遺伝的な関与が大きいことから、自閉症スペクトラムの発症にかかわる遺伝子群の探索が世界中で進められ、これまで自閉症スペクトラム関連遺伝子は数十が数えられています。そのなかで最も中心的な関連遺伝子と考えられているのが、シナプス（図5－2）の形成とシナプスの機能にかかわるタンパク質をつくるために必要な情報にかかわる遺伝子です。

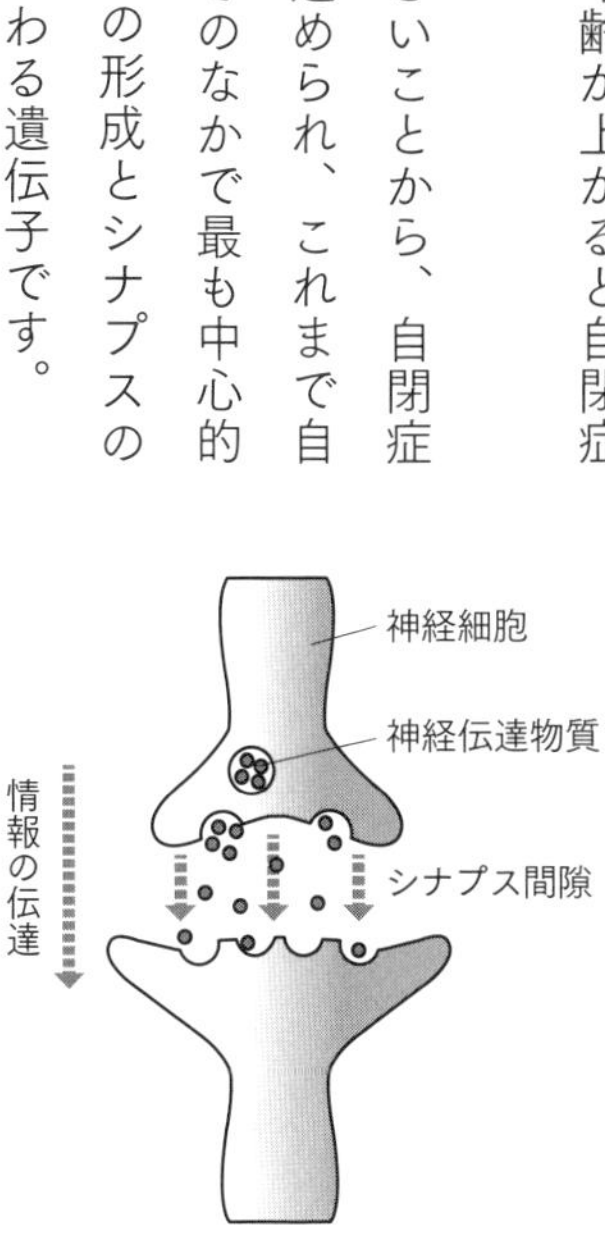

図5－2　シナプス

シナプスとは、数万分の1㎜程の隙間であるシナプス間隙がある神経細胞同士の接合部位のこと。神経細胞を伝わってきた情報は、神経伝達物質によって次の神経細胞に伝達される。

たとえば、シナプスの形成に関与する遺伝子であるＮＬＧＮ３やＮＬＧＮ４[5]、これらと機能的にかかわりの深いＳＨＡＮＫ３[6]などが自閉症スペクトラムとの関連が指摘されています。つまり、シナプスにおける神経伝達の軽微な異常によって、自閉症スペクトラムに見られる精神発達に障害が引きおこされると考えられています。

2 脳画像研究

❶全脳体積の経時的な変化

脳には神経細胞の集まりからなる灰白質《かいはくしつ》、その神経から出る神経線維を中心に構築される白質《はくしつ》があります（図５-３）が、定型発達においても脳の形態は年齢とともに変化していきます。

脳灰白質の体積は、通常、生後徐々に体積を増し、思春期にピークを迎えますが、その後は体積が緩やかに減少します。一方、自閉症スペクトラム障害児では、生後１～２年の間に定型発達よりも脳体積は急激に増大し、その後はその増大の程度が減少し、思春期以降では定型発達との差が見られなくなっていきます（図

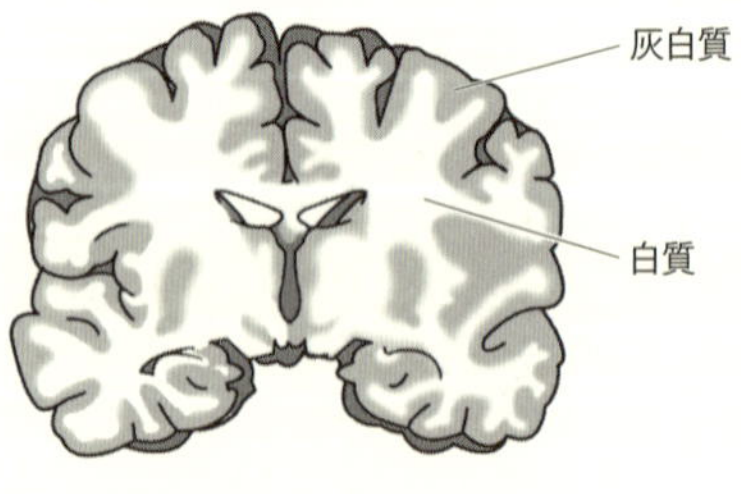

図５-３　灰白質と白質

脳を切断して断面を見ると、光を反射して白く明るく見える部分と、比較的暗く灰色に見える部分とがある。この見た目の色の違いが灰白質、白質の名前の由来。灰色に見える部分を拡大すると、神経細胞体が集まっていることがわかっている。

5-4）。

人の自閉症スペクトラム障害者では、脳全体としての体積の差はわずかで、局所的にはむしろ体積が減少しているとの報告が多数になっています。

こうした年齢による相対的な脳形態所見の差異が、発達途上における自閉症スペクトラムと定型発達との比較を困難にしています。

自閉症スペクトラムの幼少期における脳体積増加の原因として、シナプスの刈りこみ過程の異常*などが推測されていますが、いまだにはっきりしたことはわかっていません。

❷脳体積異常を示す部位

健常成人では、脳灰白質の体積は遺伝的要因と胎生期から幼児期までを中心とした環境的要因で決まってきますが、8割以上は遺伝的要因であると報告されています。一卵性双生児を対象とした研究によると、アスペルガー症候群では定型発達と比較して、右前頭前野、左上側頭回、紡錘状回《ぼうすいじょうかい》（図5-5）の体積が減少していることが報告されています[7]。

この右前頭前野、左上側頭回、紡錘状回の領域は他者の動きを類推したり、他人の気持ちや意図を読みとる機能である、いわゆる「心の理論」であったり、対

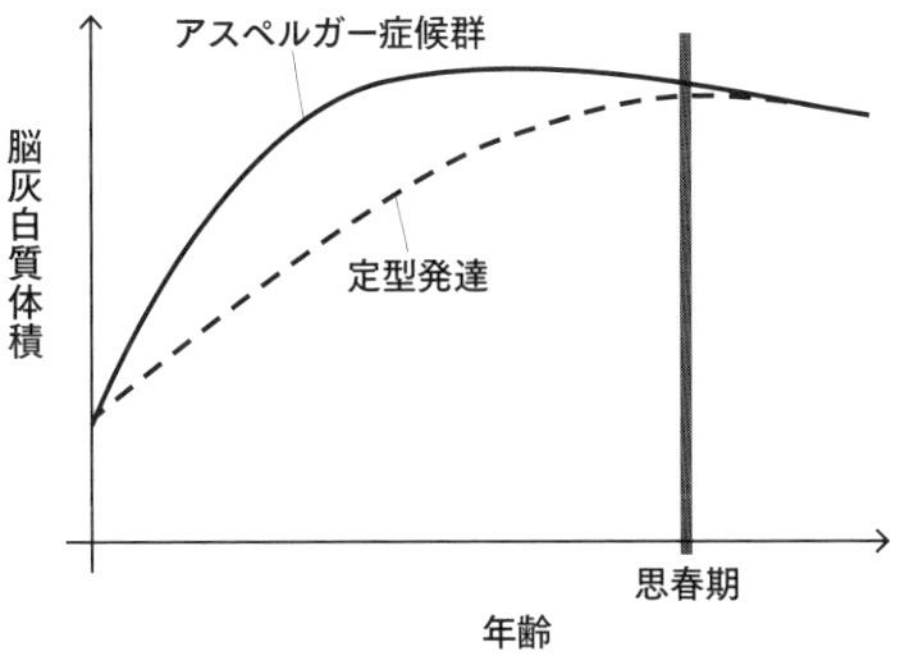

図5-4　脳灰白質体積の経時的変化

*脳には神経細胞同士の接合部であるシナプスをあらかじめ多めに形成し、後に不要なシナプスを刈りこむ（除去する）というシステムが存在している。このシステムに障害が生じると、刈りこまれるべきシナプスが残存してしまい、脳のシステムのバランスが崩れてしまう。

人関係能力の脳の基盤として機能的関連が指摘されている領域で、アスペルガー症候群で見られる特徴を反映していると考えられます。

近年、社会性に関する脳神経の基盤として、ミラーニューロンが提唱されています。ミラーニューロンとは、1996年にイタリアのパルマ大学の神経生理学者ジャコーモ・リッツォラッティによって偶然発見されたものです。

リッツォラッティは、小型のサル（マカクザル）の脳の研究をしているときに、実験者がカップを握ったりすると、サルの脳のある神経細胞群が活性化することに気がつきました。どうやら実験者の動作をサルが自分の脳でシュミレーションしているらしく、あたかも自分がカップを握ったような反応を見せていることがわかってきました。

つまり、自分で動作を行うときだけでなく、他の個体の動作を見たときにも、関連する神経細胞群が活性化し、それは他者と気持ちを共有するための基盤になっていることがわかってきました。

このミラーニューロンは、ヒトではおもにブロードマン44野（図5-6）に分布しています。[8] ミラーニューロンを構成する脳部位の灰白質が大きいほど、さらに脳全体で見ても脳灰白質体積が大きいほど、ヒトでは協調性が高いことが示唆されています。[9] ヒトでは女性の方が男性よりミラーニューロンの体積が大きいこ

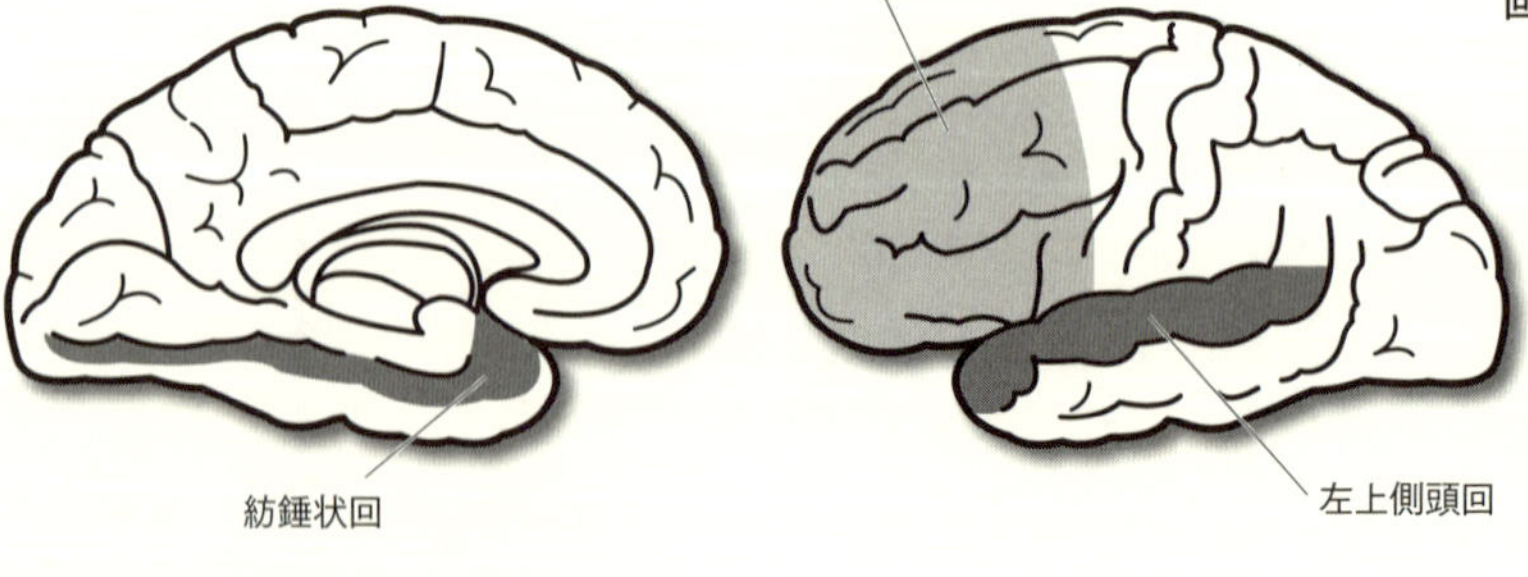

図5-5　右前頭前野、左上側頭回、紡錘状回

とがわかっており、このことが女性の高い協調性を形成し、女性でアスペルガー症候群が少ないことにも関連している可能性があると考えられています。

❸脳機能画像

課題を行うと、その課題に応じて脳のさまざまな部位が活動します。脳機能画像の研究は、そのような課題の施行時にｆＭＲＩ（磁気共鳴機能画像法）を用いて、脳の活動の様子を画像化し測定する方法です。

他者の目の表情からその人の心の状態を推測する課題を用いた研究では、健常者では前頭頭頂領域などで活動が活発になりますが、自閉症スペクトラムではその状態が見られないと報告[10]されています。このような課題は、いわゆる「心の理論＊」を見る課題であり、アスペルガー症候群において見られる「心の理論」の障害は、このような脳機能画像が反映しています。

既知の顔（子どもの母親の友だち）と未知の顔（見知らぬ成人と子ども）の写真を見る課題において、自閉症スペクトラムの子どもでは見知らぬ成人に対してのみ紡錘状回の活動が低下したと報告[11]されています。

このように、表情から相手の感情を判断したり、顔を見て誰であるかを識別す

図5-6　ブロードマン44野

ブロードマンの脳地図とは、コルビニアン・ブロードマンによる大脳新皮質の解剖学・細胞構築学的区分の通称のこと。ブロードマンは大脳皮質組織の神経細胞を染色して可視化し、組織構造が均一である部分をひとまとまりと区分して1から52までの番号をつけた。この図は外側表面を表したもの。

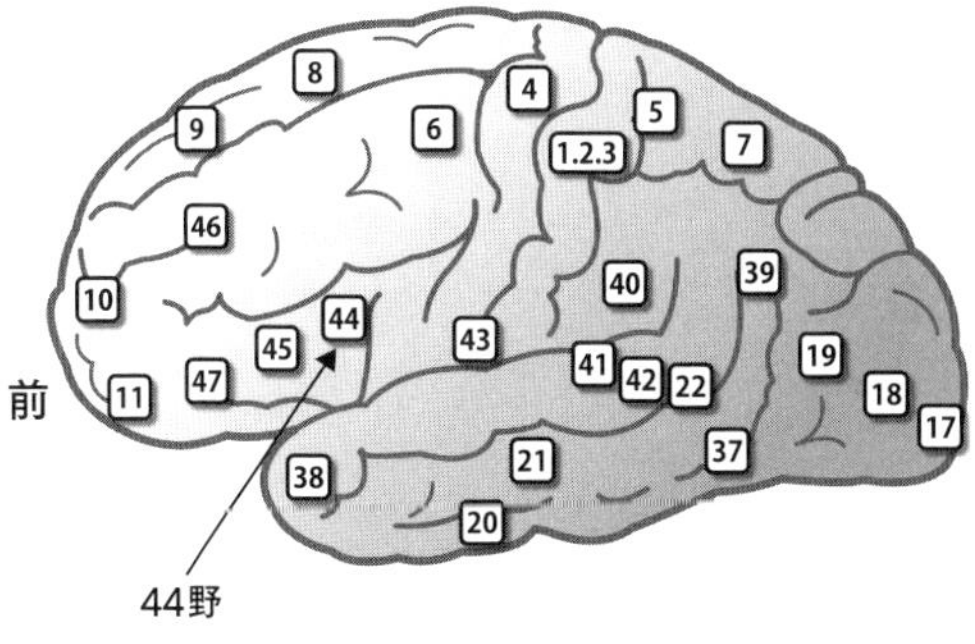

＊**心の理論**：37ページ参照。

ることは、社会生活上基本的な要素ですが、アスペルガー症候群においてこの相貌認知機能が障害されていることが知られています。

❹扁桃体（図5-7）

扁桃体は側頭葉の内側部に位置し、比較的短期間の感情の動きである情動と深い関係があり、脳のさまざまな部位と連絡しているため、社会性ともかかわりがあります。その扁桃体の体積と自閉症における社会性の障害との関連が示唆されており、扁桃体の体積が小さければ、より自閉症の症状が重症であることがわかっています。[12]

❺小脳（図5-7）

小脳は運動機能や平衡感覚（バランス感覚）にかかわっており、自閉症スペクトラムのなかでもとくにアスペルガー症候群においては、しばしば協調運動の苦手さが認められることから、自閉症スペクトラムでは、小脳機能が障害されている可能性は高いと考えられます。

さらに、小脳は運動機能や平衡感覚とのかかわりだけではなく、社会的な認知や情動にも関与していると考えられるようになってきており、[13] 自閉症スペクトラ

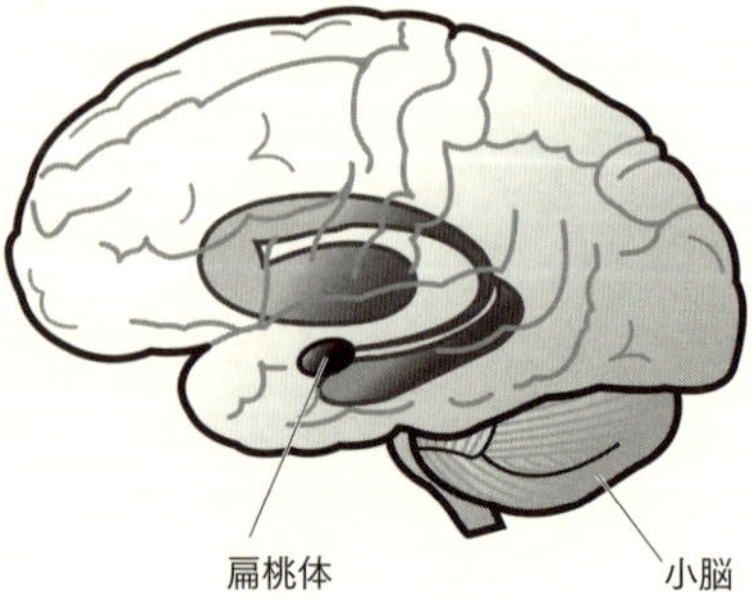

図5-7　扁桃体・小脳

ムの症状に小脳の機能不全が関与している可能性があることが示唆されます。

3　神経化学的研究

神経伝達物質

神経伝達物質とは、神経細胞の細胞間で情報伝達を行うために必要な物質で、神経細胞からシナプス間隙に放出され、次の神経細胞の受容体に結合することで、情報の伝達に関与しています（95ページ、図5-2）。

神経伝達物質にはセロトニン、ＧＡＢＡ（ギャバ）、グルタミン酸、アセチルコリンがあり、とりわけセロトニンとの関係が最も注目されています。一般的に、脳内においてグルタミン酸とＧＡＢＡが主要な働きをしており、それぞれグルタミン酸が興奮性に働き、ＧＡＢＡが抑制性に働いています。それに対してセロトニンやアセチルコリンは修飾的な働きであり、セロトニンが心や精神の安定に、アセチルコリンが意識に関係しています。

(a) セロトニン

自閉症では、血液中のセロトニンの値が高いことがくりかえし報告されており[14),15)]、さらにその親族まで対象を拡大しても、高い値が認められることがあるため、自閉症の親族にも自閉症に類する素因をもっていることが示唆されています。しかしながら、血液中のセロトニンの値が高くても、自閉症の症状がより重症になるわけではないため、血液中のセロトニンの値と自閉症との関連はいまだに解明されていません。

また、アスペルガー症候群において、シナプス後細胞の受容体の機能の低下が見られることが報告[16]されており、さらにその機能の低下と「社会性の障害」とが関連していたと報告されていることから、やはり自閉症スペクトラムとセロトニンとの関連があるのだろうと推測されます。

そこで、セロトニンの機能を低下させたマウスと正常なマウスとを比較した実験では、セロトニンの機能を低下させたマウスでは「社会性の障害」が認めらえたと報告されており、マウスにおいてもセロトニンと「社会性の障害」との関係が示唆されています。

自閉症スペクトラムにおいて低下していると考えられているセロトニンを、選択的セロトニン再取り込み阻害薬（Selective Serotonin Reuptake Inhibitor：ＳＳＲＩ）（図５－８）であるフルボキサミンによって増加させると、自閉症スペクトラムにおいてくりかえし思考、くりかえし行動、くりかえし言語使用などの自閉症スペ

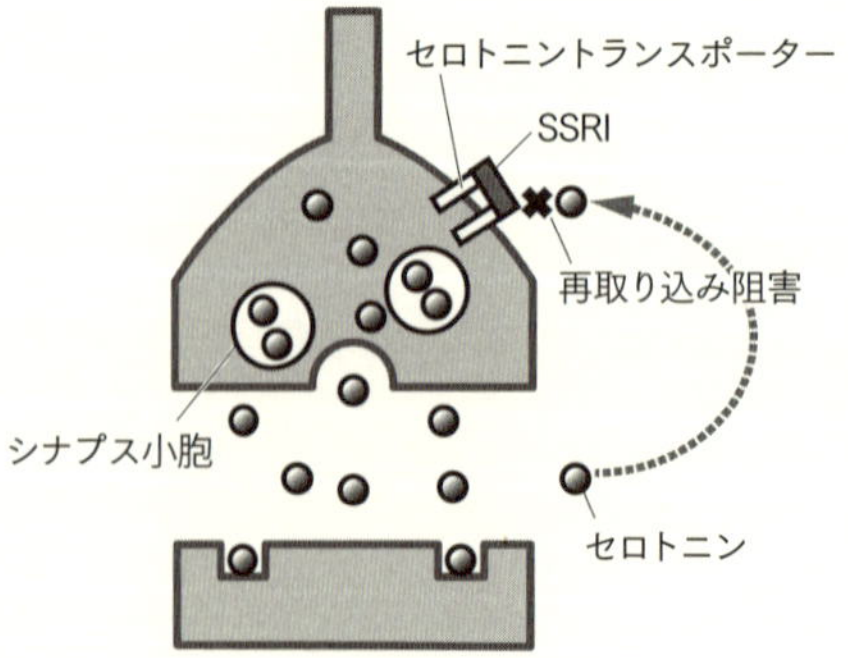

図５－８　選択的セロトニン再取り込み阻害薬の効果

選択的セロトニン再取り込み阻害薬（ＳＳＲＩ）は、セロトニントランスポーターを阻害することによってシナプス間隙のセロトニンを上昇させる作用がある。

クトラムに見られる症状が改善されたと報告されています。[17] ただし、自閉症スペクトラムの中核症状である「社会性の障害」や言語機能に対する効果は認められず、二次的な精神症状を軽減する効果に留まっています。

(b) ＧＡＢＡ

一般的に自閉症の約３割にてんかん発作が認められ、そのてんかんの原因にはＧＡＢＡ*系の機能が重要であるといわれています。自閉症においてＧＡＢＡの生成過程での異常や、ＧＡＢＡのシナプス後細胞の受容体の異常などの報告がありますが、はっきりとしたことはわかっていません。

(c) グルタミン酸

最近、グルタミン酸が神経の発達や学習や記憶を形成にかかわっており、さらに行動を計画し実行することにかかわっている高次脳機能*に重要であることがわかってきています。自閉症の血液中のグルタミン酸の値が健常者に比較して高い値であり、さらに血液中のグルタミン酸の値が高いほど、より「社会性の障害」が重度であると報告されています。

こうした知見を根拠に、グルタミン酸に注目した研究が行われています。抗てんかん薬であり、さらにグルタミン酸の放出緩和作用を合わせもつラモトリギンを投与した報告では、てんかんが併存する自閉症で、イライラ感や社会的ひきこ

***ＧＡＢＡ**：アミノ酸の1つで、おもに抑制性の神経伝達物質として機能している。

***高次脳機能**：ヒトの脳には、呼吸や循環など「生きていくために欠かせない機能」に始まり、知的能力、運動、視覚、聴覚などの「基本的な機能」、さらに知識に基づいて行動を計画し、実行する「高度な機能」があります。このなかの「高度な機能」を高次脳機能と呼びます。

もり、感情反応性などが改善したとする報告[18]や、自閉症症状が改善したとする報告[19]があります。

　また、シナプス後細胞の受容体に対してグルタミン酸を阻害する作用をもつアマンタジンによる試験が行われており、攻撃性、衝動性、易怒性《いどせい》*の改善や、多動や不適切な会話の改善が報告されています[20]。このようにグルタミン酸の作用を減弱させることで、自閉症スペクトラムの症状に対して効果があるとの報告がありますが、今後もさらなる検討が必要です。

　自閉症スペクトラムの症状を示す疾患の1つに脆弱X症候群*があります。これは、X染色体上にある遺伝子の1つが働かなくなることによって引きおこされる障害で、シナプスの機能にかかわっている遺伝子が問題となる遺伝子とされています。このことから、脆弱性X症候群では神経伝達にかかわるグルタミン酸受容体の機能が亢進しているという仮説が立てられました[21]。

　そこで、この当該遺伝子をノックアウト*したマウスをつくると、このマウスではグルタミン酸受容体の機能が亢進することが再現されました。このマウスに対して、グルタミン酸受容体の機能を低下させる薬物を投与すると、このマウスにおいて見られていた症状のいくつかが改善されることが示されました[22]。

　このような知見を根拠に、自閉症に対して、グルタミン酸受容体に対して拮抗

*易怒性：ささいなことで怒りっぽい状態になること。

*脆弱X症候群：X染色体中には脳の発達に必須の遺伝子であるFMR1遺伝子がふくまれており、その遺伝子の異常に起因する疾患です。精神発達障害、情緒不安定、注意欠陥と多動、自閉症症状、長い顔・大きな耳・扁平な足、関節（とくに手指）の過伸展を伴います。全人口の1000から2500人に1人が発症します。

*ある特定の遺伝子を不活性化させ、機能しないようにすること。

的に働き、グルタミン酸受容体の機能を低下させる薬剤を用いた臨床治験が行われています。

(d) アセチルコリン

アセチルコリンエステラーゼ阻害薬はアルツハイマー型認知症の治療薬として使用されていますが、近年、自閉症スペクトラムを対象に行った研究が報告されています。ドネペジルによるイライラ感や多動といった不適応行動、受容性や表出性言語機能の改善[23]、リバスチグミンによる表出性言語機能や自閉症の症状の改善[24]、ガランタミンによるイライラ感などの改善といったものです[25]。しかし、いずれも小規模の報告であるため、今後さらなる検討が必要であると思われます。

(e) オキシトシン

オキシトシンは元々ヒトの体内にある物質の1つで、脳内で合成され、2つの働き方をします。

1つは、血液を通して脳以外の全身に働き、子宮筋を収縮させて分娩を促進させたり、乳汁分泌を促進させる作用があります。2つ目は、脳に働き、情動などと密接に関連します。

近年、このオキシトシンの脳への働きが注目されています。動物実験では、哺乳動物の脳にオキシトシンが作用し、分娩後のネズミや羊で母性行動を発現させることがわかっており、また、一夫一妻制のプレーリーハタネズミの雌では、オキシトシンが安定したつがいを形成し、ともに子育てをすることに関与していることが明らかにされています。

ヒトでもオキシトシンの脳への作用によって、「他者への信頼」「共感性」「寛大さ」感が増すなどといわれています。自閉症に対して臨床試験も行われており、その結果として、社会性の改善、不安・恐怖の軽減、反復行動の改善などが報告され、自閉症の中核症状に有効である可能性が推測されています。

しかし、オキシトシンの動物実験における社会性・対他関係に対する効果は、プレーリーハタネズミや羊におけるつがいの形成や母性行動に発現しましたが、自分たちの子どもを除く他者に対しては、逆に攻撃性が増強するという結果になっています。

最近の研究で、オキシトシンの投与によって、「身近な対人的陽性感情の増強」と「疎遠な対人的陰性感情の増強」といった自己中心主義を増強する可能性が報告されています。対人関係といっても幅広く多様な内容をふくむので、オキシトシンが対人関係の変化をもたらすとしても、どのような対人関係にどのような変化をもたらすのかを明確にする必要があります。

4 神経心理学的研究

アスペルガー症候群に関する神経心理学的研究は、１９８０年代後半から盛んに行われるようになりました。当初は、アスペルガー症候群の提唱者であるハンス・アスペルガー*が、運動発達の遅れを主要な徴候と見なしていたため、運動機能の障害が注目されていましたが、その後、視空間機能、実行機能、対人認知、感情理解などがとりあげられるようになりました。

しかし、アスペルガー症候群の脳機能は、発達過程を通して遺伝要因と環境要因が絡み合った結果、アスペルガー症候群固有の特徴に加えて、個人の経験を反映することで、個人差もまた大きいと考えられています。アスペルガー症候群では、対人認知をふくむ高次機能にかかわるいくつかの領域で機能障害が指摘されていますが、普遍的な診断価値のある指標を特定することは困難なのかもしれません。

***ハンス・アスペルガー**：12ページ参照。

❶運動機能

ハンス・アスペルガー自身が、アスペルガー症候群は不器用であり、平衡感覚、協調運動の障害が見られ、奇妙な姿勢をとり、変わった歩き方をすると記述しているように、運動機能に関するさまざまな研究が行われてきました。

アスペルガー症候群における運動機能の障害の頻度は高く、微細・粗大運動の障害は90％以上で認められています。[26] 微細・粗大運動の障害は靴ひもを結べない、食べこぼしが多い、運動の強さが加減できず乱暴に思われてしまうなどです。

❷視空間機能

アスペルガー症候群において、特異な感覚認知を認めることがしばしば報告されますが、なかでも聴覚過敏が最も頻度が多いです。たとえば、ざわざわした音に敏感で耳をふさぐ、雷や大きな音が苦手などの聴覚障害がしばしば見られます。

視覚の異常は聴覚より頻度は少ないですが、対人的な視覚対象と非対人的な視覚対象において異なる認知が見られるという報告があります。たとえば、対人的な視覚対象については、相手の表情に対して過敏になる面があり、会話をしている途中で相手が少しでも難しい表情をしていると、それを不機嫌と認識し不安に駆られてしまいます。また非対人的な視覚対象については、特定のロゴやマークに執着し、親が覚えさせたわけでもないのに、文字やアルファベットを理解し覚えることがあります。

アスペルガー症候群で認められる視空間機能障害は、脳の右半球の機能障害と関連しているといわれています。右半球の機能としては、対象の位置測定と同定、視覚と空間の記憶、心的回転*などの空間的な情報処理機能が関与しており、さらに感情や情動の中枢もあると考えられています。

アスペルガー症候群における神経心理学的所見が、いずれも非言語性学習障害*であり、その多くが右半球機能と関連するため、アスペルガー症候群は右半球の発達障害が原因であるという仮説も提唱されています[27]。

視空間機能障害の所見として、アスペルガー症候群では言語性ＩＱ*と比較した際の動作性ＩＱ*の低下があげられます。

❸実行機能

実行機能は計画を立て、状況を把握して柔軟に対応し、目標を達成したり、物事の優先順位をつけることですが、脳の前頭前野機能と関連すると想定されています。これまでの研究ではアスペルガー症候群には前頭前野機能不全が示唆されています。

＊**心的回転**：物体を回転させるとどのようになるかを頭のなかだけで判断する能力。

＊**非言語性学習障害**：学習障害は、大きく分けると言語性学習障害と非言語性学習障害の2つに分けられます。言語性学習障害とは、文字や文章、数字といった言語性情報の入出力に関する学習能力の障害です。また非言語性学習障害とは、出生と同時に獲得され発達していく対人関係を築く能力、状況を理解する能力といった非言語性コミュニケーションや、時間概念、空間概念などの非言語性情報の入出力に関する学習能力の障害です。

＊**言語性ＩＱと動作性ＩＱ**：54ページ参照。

❹対人認知・感情理解

「社会性の障害」はアスペルガー症候群において、特徴的な所見であり、その障害の生物学的な基盤を検討するために、顔や表情の認知に関する研究が多く行われています。

アスペルガー症候群における顔の認知については、顔を全体的に見るよりは一部分しか見ない傾向が強いことが指摘されており、これは全体の把握より細部を優先する認知面を表しているといえます。たとえば、友人の髪型だけに注目し、髪を切ったら誰だかわからなくなってしまうことがあります。

アスペルガー症候群において感情理解の問題が見られるといわれますが、それがアスペルガー症候群に特徴的な障害を反映しているとはいえず、全般的な社会適応レベルや脳機能障害の程度と関連している可能性を示唆しています。

第6章

アスペルガー症候群（高機能自閉症スペクトラム）の治療と援助

1 早期発見

日本では、1977年から始まった1歳6カ月児健診によって、自閉症スペクトラムの早期発見への取り組みが本格化し、いまでは1歳6カ月児健診、3歳児健診ともに受診率が90％以上となり、スクリーニングシステムとしては優れた態勢です。

しかし、アスペルガー症候群などの高機能自閉症スペクトラムが、これらの健診で発見されることは少なく、その問題に気づかれるのは幼稚園や保育園、場合によっては小学校に入ってからのことが多いのです。

過去には、幼稚園や保育園において他の子どもとのかかわりが少ない、同じことをしているのを止められるとかんしゃくをおこすといった問題や、小学校においてマイペースで友だちとの交流がうまくいかない、注意されて「キレる」といった問題などが発達の問題とは認識されず、親のしつけ不足や甘やかし、本人のやる気のなさや不真面目さが原因とされたこともありました。周囲の関係者は、このような子どもの行動を目の当たりにして、子どものことを「周囲を困らせる」

存在と認識してしまっていたのかもしれません。

実際は、子ども自身が「困っている」という理解が第1に必要といえるでしょう。そして、その理解のもと「高機能自閉症スペクトラムの特性によっておこっているのかもしれない」と考えてみることが重要です。この「かもしれない」という気づきが、周囲の関係者に求められる「早期発見」のポイントです。

高機能自閉症スペクトラムなど3歳児健診以降に見えてくる発達の問題のスクリーニングのために、自治体によっては5歳児健診を実施しています。5歳児健診は、親の気づきの契機になるだけでなく、就学を見据えた支援を考えるきっかけとなります。

早期発見は、発見することに目的があるのではなく、発見した後、2つのことにつながります。

1つ目は、周囲の関係者の子どもへのかかわり方や対応が変化することです。とらえどころのなかった状態から、少し具体性をもって、じっくりとていねいにかかわることができるようになります。

たとえば、同じことをしているのを止められるとかんしゃくをおこすことがあれば、自閉症スペクトラムのこだわりという特性からおこっているのかもしれないと考えて、静かに話しかけたり、（言葉足らずな部分がないように）ていねいに話しかけたり、止めるのではなく別のことに誘ったり（砂場のスコップを見せて砂場に誘うなど言葉だけではなく見てわかるような誘い方で）、ときには同じことをし続けていることを許すなどです。

2つ目は、子どもを専門機関につなげることです。専門機関につなげることで、治療・援助につながります（121ページ参照）。しかし、専門機関につなげることですべてが解決するわけではないので、あわてることなく、ときには慎重に専門機関につなげることが重要です。なぜなら、高機能自閉症スペクトラムに限りませんが、親が子どもの障害を受け入れることには困難が伴います。1歳6カ月児健診で発達上の問題を指摘されても、親は「そのうち普通になる」と考えていることが多いといわれます。子どもの障害を受け入れることができないという親の心理に留意しながら、けっしてあわてることなく、よいタイミングで専門機関につなげるという感覚が必要です。

もちろん、関係者は高機能自閉症スペクトラムの特性によっておこっているの「かもしれない」という理解のもとに子どもへのかかわり方や対応を並行して行い、そのかかわり方や対応の成功例（または失敗例）を親と共有することで円滑に専門機関につなげる条件が生まれてきます。

症例　友だちの輪になかなか入れなかった5歳のC君

出生時に問題はなかった。1歳6カ月児健診で、言葉の数が少ないことと視線の合いにくさを指摘され、地域の親子教室に参加することを勧められた。しかし、母親は「男の子は、言葉が遅いといわれるから、大丈夫」と考え、親子教室には参加しなかった。

その後、徐々にC君の言葉は増え、3歳の時点では会話はできており、母親は健診にも行かなかった。家では、手はかからず、1人で電車やミニカーで遊んでいた。

母親が働き始めたことで、保育園に行くようになったが、C君は保育園でも1人で遊び、友だちの輪に入ろうとしなかった。保育士が母親に報告しても、「そうなんですか」とそっけない返事しかかえってこなかった。保育士は、C君にていねいに言葉がけを行い、ときにそっと寄り添って同じようにミニカーで遊んだ。

このようなかかわりを半年ほど続け、母親にも随時報告した。保育士が電車ごっこにC君を誘うと、それには他の子どもたちとともに参加し、楽しげな表情を見せるようになった。このことを母親に報告すると、「友だちの輪に入っていかないのが、ずっと心配だったんです」と涙を流して喜んだ。

その後2カ月して、母親から「自閉症のテレビ番組を見て、心配になった」という訴えがあり、保育士も医療機関で発達の評価を受けてみてはどうかと勧めた。

そして受診時、母親は「1人で遊ぶのをみて、ずっと心配だった。でも、あまり考えないように働き始めた」「保育士さんがいろいろしてくれて、なんとか友だちの輪に少し入れるようになった」と述べた。C君は、高機能自閉症スペクトラムだった。

保護者に診断結果を報告し、C君が過ごしやすい環境、理解しやすいコミュニケーション方法を保護者、保育士とともに考える必要があることを伝えた。この例のようによいタイミングで医療機関につながると、保護者の障害の受け入れも比較的スムーズで、C君をとりまく三者の関係もつくりやすい。

2 さまざまな療育方法

療育は、「医療、訓練、教育など現代の科学を総動して障害をできるだけ克服し、その子どもがもつ発達能力をできるだけ有効に育て上げ、自立に向かって育成すること」と定義され[*]、すべての障害児に対する発達支援の意味で使われています。高機能自閉症スペクトラムにおいても、早期療育を受けた子どもの方が後年の適応が良いことが報告されており、早期療育は有効な治療の1つといえます。

就学前の療育機関においては、個別、母子、グループというさまざまな形態で、親との信頼・愛着関係、基本的な身辺自立、遊びを通じての自己表現などを目標課題として、さまざまな療育方法を組み合わせてそれぞれの療育機関で工夫を凝らして療育を行っています。代表的な療育方法には、TEACCH《ティーチ》プログラムにおける構造化の方法[1)]、ポーテージプログラム[2)]、感覚統合療法[3)]などがあります。一例として、TEACCHプログラムにおける構造化の方法を説明します。

＊出典＝高松鶴吉（１９９０）：療育とはなにか、ぶどう社

●ＴＥＡＣＣＨプログラムの９つの理念

ＴＥＡＣＣＨプログラムは、米国のノースカロライナ州で行われている自閉症のための包括的な支援プログラムです。早期の診断・評価、親や教師に指導の方法を学んでもらうための個別セッション、居住の支援、就労支援、余暇支援などといったサービスや、診断・評価のためのツールの開発、専門家の養成など体系的なプログラムになっています。下の表６－１に示した９つの基本理念のもとに改善が進められています。

●構造化の方法

この支援プログラムの理念のなかに「構造化された指導法の利用」があります。構造化とは、その人の認知特性に応じた環境を設定することで、いまそこで何が期待されているのかなど、その環境のもつ意味を理解し、自立して行動できるようにするための支援手段です。

たとえば、子どもによっては１つの場所をいろいろなことに利用すると、いまは何をするべきなのかがわからなくなり、期待されている行動とは別の行動をとってしまう場合があります。そのような場合には、この場所に来たらこの活動をするなどと場所と活動を一致させることで、その場所に行ったら大人の指示を待

表６－１　ＴＥＡＣＣＨの９つの基本理念

1. 理論ではなく実際の子どもの観察から自閉症スペクトラムの特性を理解する
2. 保護者と専門家の協力
3. 治癒ではなく、子どもの適応性を高めることがゴールである
4. 個別の正確なアセスメントに基づいて支援方法を考える
5. 構造化された指導法の利用
6. 認知理論と行動理論を重視する
7. スキルを伸ばすと同時に弱点を受け入れる
8. ホリスティック（全体的な視点をもった）アプローチ
9. 生涯にわたるコミュニティに基礎をおいたサービス

つことなく、するべきことを理解でき、活動に自立的に参加できるようになります。こうした理解しやすい環境を設定することが自閉症スペクトラムをもつ子どもの支援としては重要です。

構造化の要素としては４つあります（表６－２参照）。

❶物理的な環境を整える物理的構造化

❷スケジュールなどを用いて出来事の順序を予測可能にする時間の構造化

❸ワークシステムを用いて活動の手順や終わりをわかりやすくする活動の構造化

❹視覚的にわかりやすくする視覚的構造化

日本においても、この構造化の方法を指導に応用しているたくさんの療育機関があります。

3　心理社会的治療

著者らは日本児童青年精神医学会の医師会員に対して、自閉症スペクトラムに対する心理社会的治療・支援について、アンケート調査を行いました。図６－１

表６－２　構造化の４つの要素

1. 物理的構造化
パーテーションで部屋を区切り、場所で活動がわかるようにしたり、周囲からの刺激を遮蔽して集中できるようにしたりすること

2. 時間の構造化
スケジュールを提示して、いまの活動はいつまで続くのか、好きな活動はいつあるのかなど見通しをもって、安心して活動に取り組めるようにすること

3. 活動の構造化
するべき活動・課題を上から下や、左から右といった順番に、自立的に取り組めるようにすること

4. 視覚的構造化
聴覚的な情報処理が苦手な一方で、視覚的な情報処理が得意なことを活用し、視覚的な情報処理を積極的に活用して環境を整えること

図 6-1　自閉症スペクトラムに対して現在行われている心理社会的治療・支援と今後取り組みたいもの

(2011 年現在)

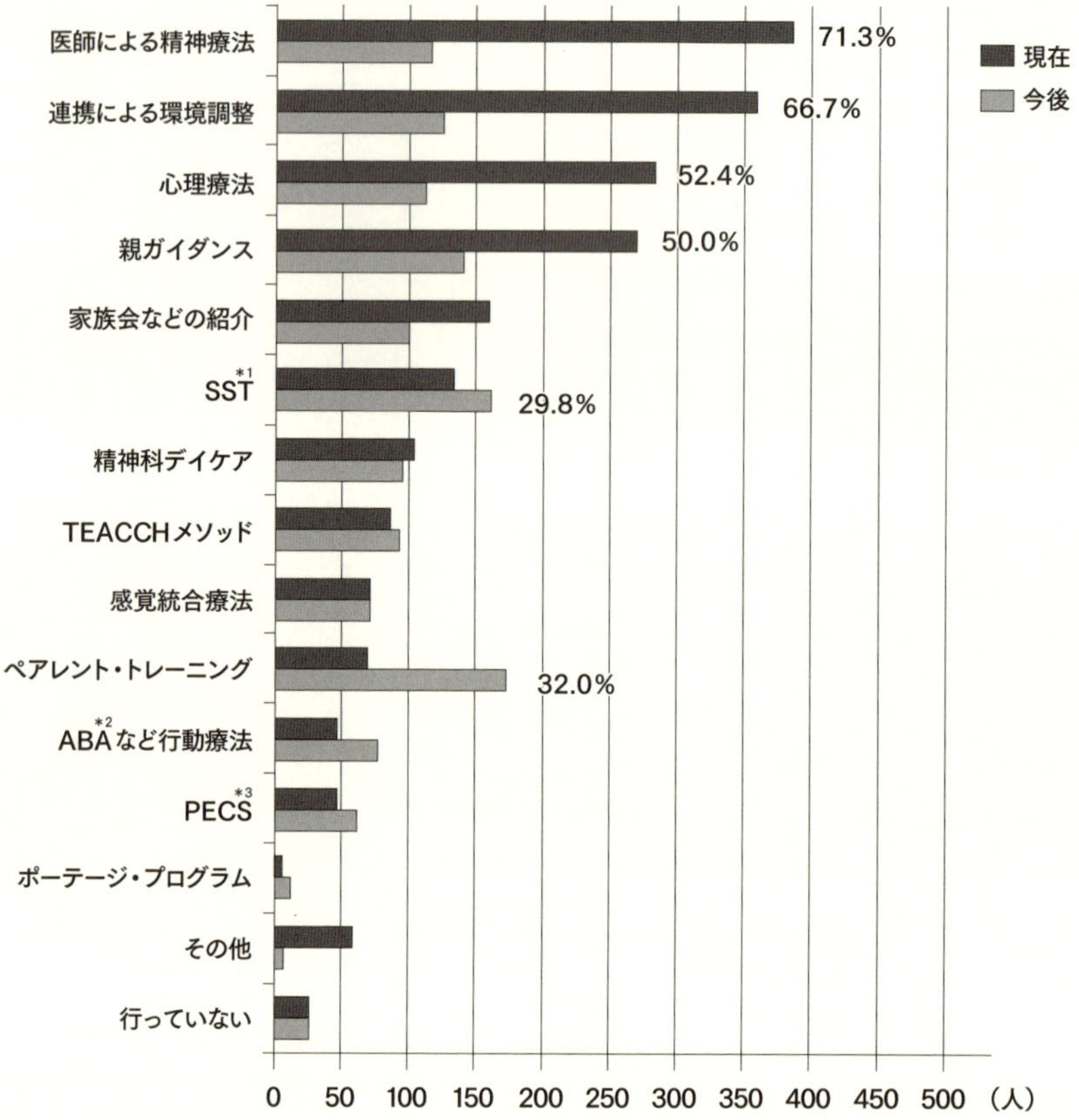

＊1　SST：ソーシャルスキルトレーニング（Social Skills Training）
＊2　ABA：応用行動分析
＊3　PECS：絵カード交換式コミュニケーション・システム

がその結果です。

このアンケート結果からもわかるように、現在行われている心理社会的治療・支援は、医師による精神療法、学校など関係機関との連携による環境調整、心理療法、親ガイダンスが中心でした。今後取り組みたい心理社会的治療・支援としては、ペアレント・トレーニング（130ページ参照）、ソーシャルスキルトレーニング*があげられていました。

つまり、日本での心理社会的治療・支援は、❶本人への精神・心理療法、❷学校など関係機関との連携による環境調整、❸親ガイダンス（127ページ参照）、❹ペアレント・トレーニング、❺ソーシャルスキルトレーニングが重要です。

本人への精神・心理療法は年齢や状態に応じて比重が変化しますが、中心となるのは支持的精神療法です。かんたんにいえば、支持的精神療法とは患者を理解したうえで共感し、患者自らが進んでいくことを支えることです。

支持的な対応は、幼児期であれば医療機関への拒否感を生じさせませんし、学童期であれば「（学校や家庭においてのつまずきを）相談できるところがある」という安心感を与えます。また、思春期以降であれば安心感も引き続き重要な要素ですが、適応障害やうつ病などの併存障害への治療の一環にもなります。

一方で、漫然とすべての行動を容認するような〝支持的な対応〟では自閉症ス

＊ソーシャルスキルトレーニング：Social Skills Training：SST　カリフォルニア大学の医学部精神科ロバート・リバーマン教授が考案したもので、困難を抱える状況を「ソーシャルスキル」と呼ばれるコミュニケーション技術の側面からとらえ、スキルを向上させることによって社会生活の困難さを解決しようとする技法。

ペクトラムをもつ子どもの成長にうまくつながりません。行動療法、認知療法[4]のアプローチを適宜組みこんだ支持的精神療法が必要です。

現在、学校教育では障害のある児童・生徒の教育は「特別支援教育」*の枠組みで行われています。２００６年の「学校教育法施行規則一部改正」の施行以降、従来の特殊教育の対象の障害だけでなく高機能自閉症スペクトラムや注意欠如・多動性障害（ＡＤＨＤ）などをふくめた障害のある児童・生徒の自立や社会参加に向けて、その１人ひとりの教育的ニーズを把握して、そのもてる力を高め、生活や学習上の困難を改善または克服するために、適切な教育や指導を通じて必要な支援を行うことを基本理念にしています。

当事者個々を重要視する理念を前提にしていることから、医療における診断や評価があれば、さらに支援は適切なものとなります。

親の同意を前提に、担任教師や特別支援教育コーディネーター*を窓口として、医療と教育現場との連携が行われ、子どもにとってより良い環境を整えること（環境調整）が進められます。このとき、医療からは、親の同意を前提として知能検査の結果や診療上で知り得た個別の特性などを情報提供したり、自閉症スペクトラムの特性を考慮した具体的な支援案を提案したりします。

ソーシャルスキルは、社会的課題を上手にこなしていける特定の能力です。子

＊**特別支援教育**：２００５年「発達障害者支援法」が施行。２００６年「学校教育法施行規則一部改正」が施行、特別支援教育がスタートした。

＊**特別支援教育コーディネーター**：発達障害の子どもに特別支援をするための教育機関や医療機関への連携、家族などへの相談窓口を行う専門職を担う教員のこと。

どものソーシャルスキルトレーニングは、発達的視点、予防的視点、治療的視点をもち合わせるとともに、日常生活場面での適応行動を増やし、自尊感情を伸ばし二次的な問題を予防することを主目的に行われる行動療法です。

自閉症スペクトラムを対象としたソーシャルスキルトレーニングでは、意図せずに相手を侮辱したり、配慮に欠けたり不適切な行動がどういったものであるかを教え、それに代わる適切なスキルについても教えます。[4] この際、正の強化法（報酬、ごほうび）を用いて、新たに学習した対人スキルを用いることができるように働きかけます。

4 薬物療法

1）薬物療法における留意点

❶標的症状を明確にする

アスペルガー症候群（高機能自閉症スペクトラム）の場合、その中核症状である社会性の障害、コミュニケーションの障害、想像性の障害（こだわり）に対して薬物療法は明らかな効果を示しません。そのため周辺症状である多動・衝動性や不注意などのＡＤＨＤ症状、攻撃性、かんしゃく、易刺激性、自傷、焦燥、不眠、こだわりなどの強迫症状などが薬物療法の標的になります。また統合失調症や気分障害や強迫性障害などの併存障害に対する治療が薬物療法の対象となることもあります[5]。

❷対象患者の年齢に配慮する

薬物療法の対象となる患者の年齢に配慮する必要があります。幼少期、学童期は中枢神経系の発達段階にあるので、就学前の子どもには薬物療法を使用しないことが原則です。また、子どもでは効果や副作用を言語化する力に乏しいために副作用の発現が見逃されたり、易刺激性、自殺企図などの情緒面、行動面で表出されやすいことに留意すべきです。

さらに成人と子どもでは薬物への反応性が異なることがあります。成人で有効である三環系抗うつ薬は子どもでは有効性は認められません。副作用でも子どもではベンゾジアゼピンで奇異な反応が生じやすく、選択的セロトニン再取り込み阻害薬（ＳＳＲＩ）は自殺関連の現象が出現しやすい危険性があります。

❸ほとんどの薬物が適応外使用である

日本ではＡＤＨＤに対してはメチルフェニデート徐放剤とアトモキセチンが適応を取得していますが、自閉症スペクトラムに対して適応を取得した薬物はピモジドだけで、その他の薬物は適応外使用＊となります。このことを考慮して、インフォームドコンセントを行い、薬物の有効性と安全性を慎重に評価することが重要です。

2）アスペルガー症候群（高機能自閉症スペクトラム）で使用される薬

薬物療法は中核症状にはほとんど効果が見られませんが、関連症状や併存障害の一部を改善します（図6－2）。

5　家族支援

アスペルガー症候群（高機能自閉症スペクトラム）の子をもつ家族はその障害のわかりにくさゆえ独特の苦労があります。悩み多い家族を周囲がどのように支援

＊**適応外使用**：医師の判断で、承認された効能以外の目的、用法・用量で医薬品を使用すること。

図6－2　症状・併存障害とそれらに効果のある薬

①不注意、多動、衝動性などのＡＤＨＤ症状
メチルフェニデート徐放剤、アトモキセチン、クロニジン

②攻撃性、易刺激性、気分変動
リチウム、バルプロ酸、ラモトリギン、カルバマゼピン、トピラマート、抗精神病薬（リスペリドン、オランザピン、アリピプラゾール）

③強迫症状、自傷、パニック
選択的セロトニン再取り込阻害薬（SSRI）、抗精神病薬（リスペリドン、オランザピン、アリピプラゾール）

④抑うつ状態
選択的セロトニン再取り込阻害薬（SSRI）、セロトニン・ノルアドレナリン再取り込阻害薬（SNRI）

⑤幻覚妄想状態
抗精神病薬（リスペリドン、オランザピン、クエチアピン、アリピプラゾール）

するか、また家族がどのように支えたらよいか考えてみましょう。

1）家族の苦悩を理解する

高機能（知的機能の遅れがない）のために1歳半健診や3歳健診では障害の指摘を受けないことも多くあります。幼稚園や小学校に就学後、集団行動ができないことを指摘されたり、気づいたりして初めてわが子の様子に気がつくことがあります。

受診時にアスペルガー症候群（高機能自閉症スペクトラム）と診断されても、それを容易に理解し、障害を受容するのは困難です。利発そうに見え、言葉もしっかりしているのでなおさら、子どもに障害があることがなかなか受け入れられません。

ようやく親が障害を受け入れられるようになっても、今度は社会が理解してくれません。親のしつけが悪い、親の愛情不足などと誤解され、発達障害であることを理解してもらえません。学校も社会も親の責任にして、苦悩している親を理解しません。

そのような状況のなかで、とりわけ母親は養育に自信をなくしてしまうことが多いのです。無理解の夫や祖父母、親戚から責められ、母親が抑うつ状態になったりアルコール依存症になることもあります。夫婦間の軋轢《あつれき》も増え、別居や離婚にいたることもあります。

2）心理教育的援助を行う

❶家族を労《ねぎら》う

家族が相談に来られたら、医療者はまずこれまでよくがんばってきたことを評価し、家族を労うことが重要です。親は子どもに障害があるために苦悩する存在であることを理解しなければなりません。これまでの子育ての経過や苦労話にしっかり耳を傾けることです。そのうえで、子どもに対する「共同療育者」としての役割を果たせるように支援します。

❷障害についての正しい知識を伝える

発達障害の原因は脳の機能障害であり、育て方による問題ではないことを明確にして、母親だけでなく保護者全員に理解してもらわなければなりません。しかし同時に養育方法をふくむ環境によって二次的な情緒障害が出現する可能性があることも説明します。そして家族の対応の仕方や治療法や社会的支援について説明します。

❸学校との橋渡し機能

医師は学校と保護者との橋渡しの機能をする必要があります。教員と保護者との間にある溝、認識のズレなどを解消するように努めなければなりません。保護者には学校の対応に対する不満をよく聴いたうえで対応可能なことについて教員に伝えることを約束し、同時に教員の苦労についても理解してもらいます。

図6-3は、先ほども紹介した日本児童青年精神医学会の医師会員へのアンケート調査の結果です。医師が教師と保護者の考え方の差に困難を感じている様子がわかりますが、だからこそ医師が教員と保護者の橋渡し役をしなければならないともいえます。

❹親の対応の仕方

親がどのような姿勢で子どもに向き合うべきかについて適切な指導する必要があります。次の点がポイントになります。

図6-3　学校との連携に際しての困難さ

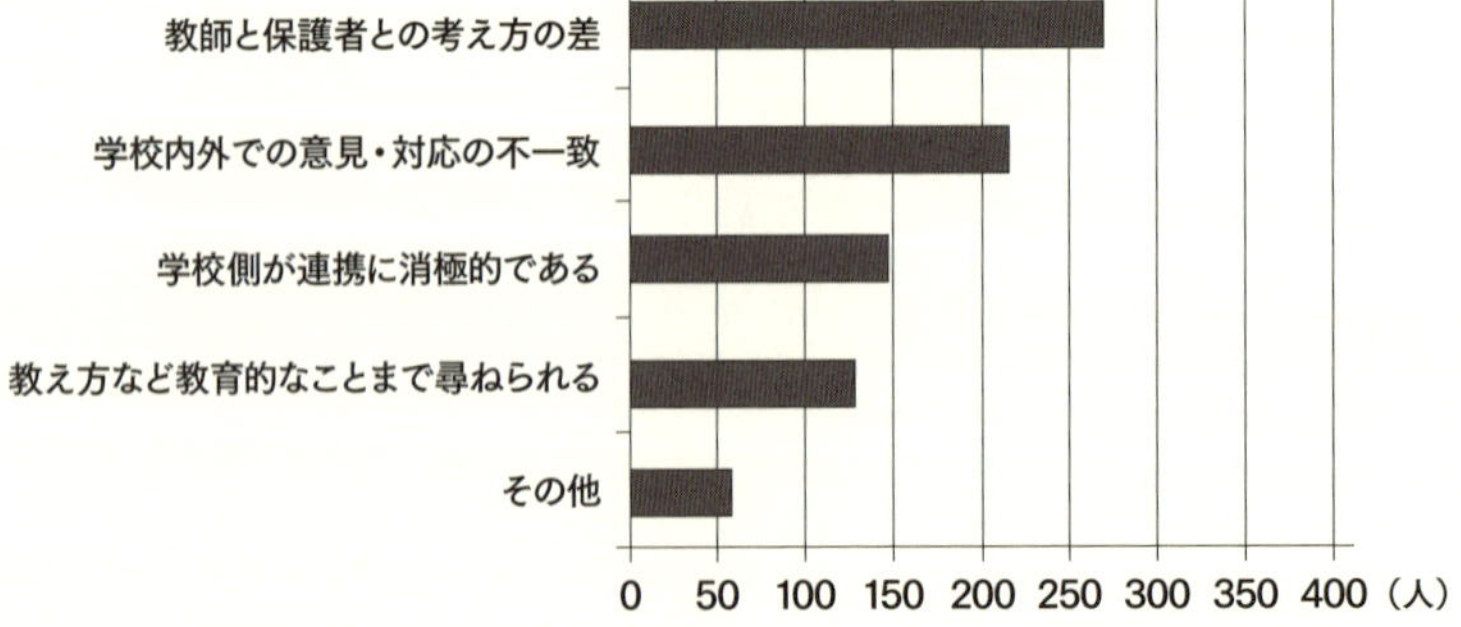

- 親は子どもの人格を否定せずに行動を修正すること
- まずほめる、ときどきほめる、忘れずほめる、そして何をほめたかを明確にする
- 「早く、きちんと、みんなと同じに」というパターンをあてはめず、独自性を認める
- 行動を注意深く観察し、良い面に注目する
- 子どもがＳＯＳを出せるような信頼関係をもつ
- 子どもの自尊感情や友人関係を大切にする
- 社会性は勝手に身につくものではなく、トレーニングして身につけるものとしてとらえる
- 医療的対応や周囲からの援助を受けとめることをためらわない

❺家庭における環境調整

家庭においても、子どもがストレスを感じず、過ごしやすい環境を整える必要があります。環境調整の必要性を説明し、次の点に留意して実行を促します。

- 親は子どもの人格を否定せずに行動を修正すること
- 家庭内の決まりは覚えられるように最小限（3つか4つ）に絞りこみ、その分徹底させる
- 1日のスケジュールはできるだけシンプルにし、壁に貼っておく
- 帰宅後のスケジュールを毎日固定し、生活の流れを安定させる
- 余裕のない予定は組まない
- 勉強する部屋は気が散らないように工夫する

3）ペアレント・トレーニング

ペアレント・トレーニングとは家庭という生活の場において、親が最良の治療者（支援者）となるように、親がグループでトレーニングして、子どもへの対応の仕方を学び、子どもの適応行動を増やして、不適応行動を減らし、親子関係を安定化して、親の子育てのストレスを減らすことを目的とするものです。

図6-4にあるようにマイナスの循環に陥っている親子関係を改善し、プラスの循環になることで子どもの行動も改善していくのです。全10回1クールとし、

図 6-4　マイナスの循環からプラスの循環へ

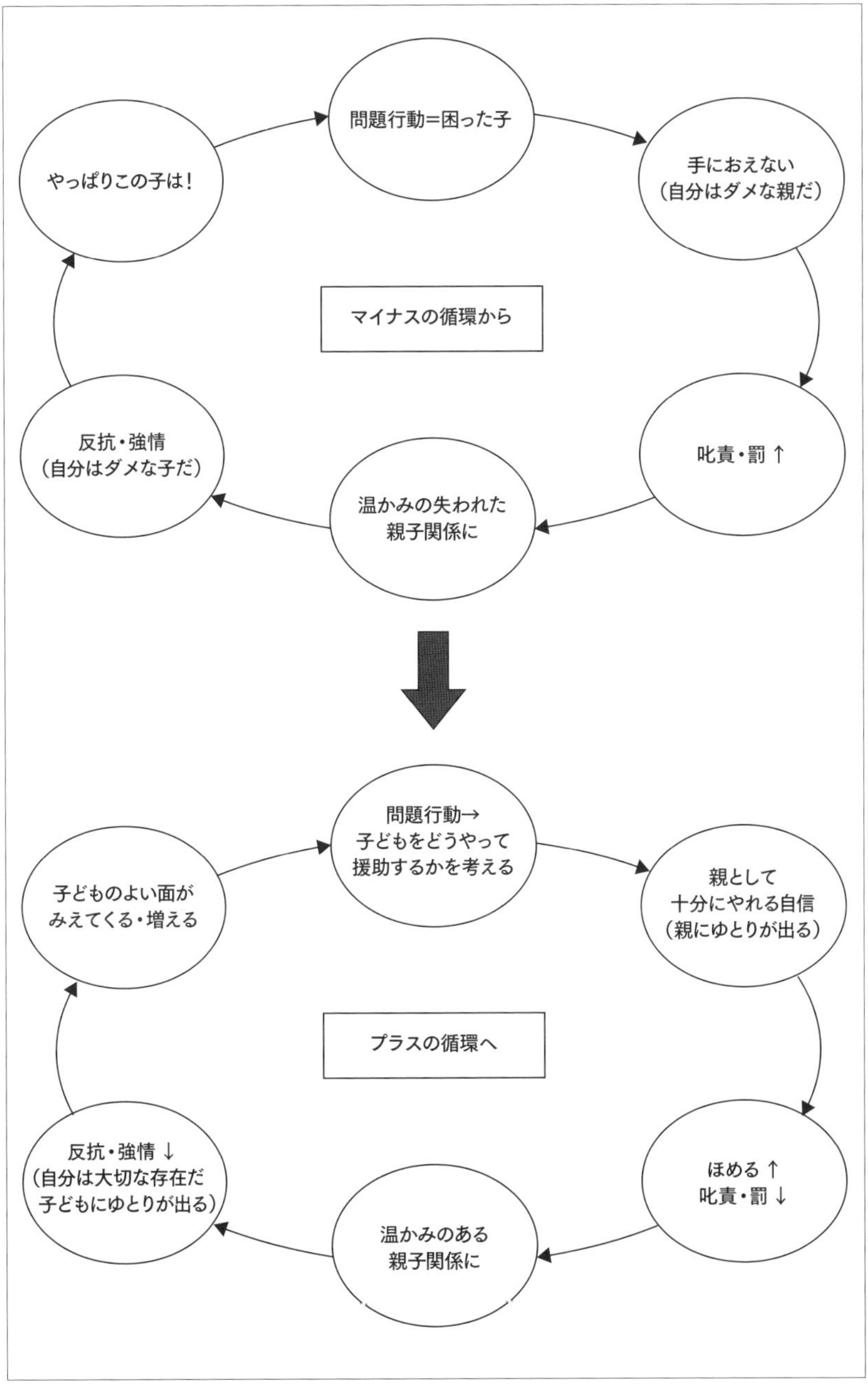
問題行動=困った子
手におえない
（自分はダメな親だ）
叱責・罰↑
温かみの失われた
親子関係に
反抗・強情
（自分はダメな子だ）
やっぱりこの子は！
マイナスの循環から
問題行動→
子どもをどうやって
援助するかを考える
親として
十分にやれる自信
（親にゆとりが出る）
ほめる↑
叱責・罰↓
温かみのある
親子関係に
反抗・強情↓
（自分は大切な存在だ
子どもにゆとりが出る）
子どものよい面が
みえてくる・増える
プラスの循環へ

発達障害の子をもつ親5～6名が1グループとなってロールプレイをしながら学習していくものです。[6]

　このペアレント・トレーニングでは、子どもの行動を3つに分けて、親の側の対応を明確にすることを学びます（表6－3参照）。

　そして子どもの良いところに目を向けて上手にほめる方法を身につけていきます。ペアレント・トレーニングは欧米でもその有効性は実証されており、治療ガイドラインにも掲載されています。日本でもさまざまな機関で採用してその有効性が検証されていています。

　図6－5は児童青年精神医学会の医師会員へのアンケート調査結果ですが、家族から要望の多い心理社会的治療・支援として「連携による環境調整」「精神・心理療法」「親ガイダンス」「ソーシャルスキルトレーニング（SST）」に続いて「ペアレント・トレーニング」があげられています。まだまだペアレント・トレーニングを実施している機関は少なく、今後増やしていくことが課題となっています。

表6－3　行動の3つの類型わけ

好ましい行動 （増やしたい行動）	好ましくない、嫌いな行動 （減らしたい行動）	破壊的、他人を傷つける可能性のある行動 （すぐに止めるべき行動）
ほめる 良い注目を与える 時にご褒美	無視 余計な注目をしない 冷静に、中立的に	リミットセッティング 警告→タイムアウト きっぱりとした口調で 身体的罰はだめ

6　大学生への援助・就労支援

1）大学生活を支援する

アスペルガー症候群など高機能自閉症スペクトラムの子どもは知的機能に遅れがないために大学入学を目指す人が少なくありません。しかし、大学では高校までとは質的に異なる学業・学生生活に変容するため、新たな困難に遭遇する場合が少なくありません。高校までの受動的な生活でも周囲が手を貸してくれた状況とは異なり、能動的に行動し、支援も積極的に自分から求めなければならないことが多くなります。卒業論文作成、就職活動の際には、積極的な対人スキルが必要になります。

小中高教育ではようやく子どもたちに対する支援態勢が整いつつありますが、大学教育、卒業後の進路や職場での社会的支援については、やっと課題が指摘され始めた段階です。大学という特異的な状況下で直面する困難について、その具体的内容と対処・支援の可能性について考えてみましょう。[7]

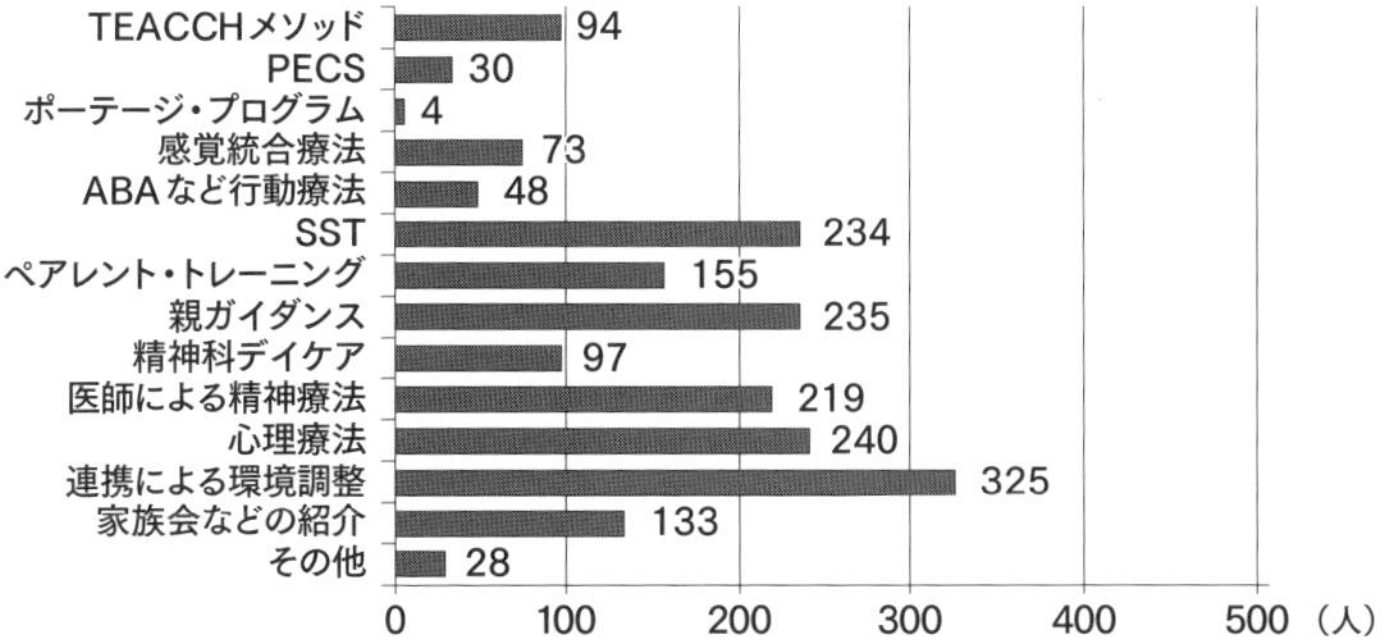

図6-5　家族から要望の多い心理社会的治療・支援

❶孤立を避ける

大学では高校までと違い、自分の教室、自分の席はなく誰の隣に座ったらよいかも決められていません。このような状況ではなかなかクラスに溶けこめず、孤独感にさいなまれることになります。悪気はなくても失礼な物いいになったり、相手の気持ちを考慮できず発信・行動して反感を買ったり、「変わり者」と見られて敬遠されることもあります。

〈対処と支援〉

・話題や興味を共有できるサークルへの参加
・保健センターや大学相談室の活用

❷履修登録を支援する

履修登録は決められた方法で期日までに厳密に行うことが必要ですが、整理下手でうっかりミスや忘れ物が多いアスペルガー症候群の学生ではこの段階でつまずく可能性があります。

〈対処と支援〉

・履修科目選択方法のアドバイスと登録期日を守る工夫
必修科目はとれているか、二重履修になっていないか、履修しすぎて忙しく

ならないか、早起きが苦手にもかかわらず1時間目ばかりの登録になっていないかなどを支援者がチェックすることが必要
・教務課などの専門職員や制度上の担任などから支援を受ける

❸研究やゼミでの支援

ゼミなどの小集団での適応が困難となることがあります。学生は1日の多くの時間を研究室で濃い人間関係のなかで過ごすこととなり、アスペルガー症候群の学生にとっては過ごしにくい場所となります。積極的に交わろうとしても独特のコミュニケーションや社会性から変わり者と見られ周りから浮いてしまうことも多々あります。

〈対処と支援〉

・挨拶や指導教員などへの報告・連絡・相談の仕方をテーマにソーシャルスキルトレーニング（SST）を行う
・気の合う友人との時間を大切にし、相談機関などの保護的な場所で、定期的に話ができる時間をもちストレスを解消する
・指導者や先輩にアスペルガー症候群の特性を説明し理解を求める

❹研究を支援する

研究室では多くのテーマから研究テーマを自分で決定し、研究計画を作成し、タイムスケジュールを作成して卒業までに間に合わさなければいけません。この作業には実行機能が大きくかかわりますが、アスペルガー症候群ではこの実行機能に障害が見られることが多いために困難を伴います。

〈対処と支援〉

・不得手な作業のある研究室はなるべく選択しないように支援者が助言する
・支援者が情報収集を手伝う
・担当教員や研究室の他のスタッフに学生の特性と配慮方法を個別に説明する
・暗黙のルールの説明、部外者や目上の人との付き合い方、電話対応の仕方などのソーシャルスキルトレーニングを行う
・先輩や教員と１対１で研究を進める

同じ研究室の先輩や助教（助教授ではない）などといっしょに研究を進めていくことは、自分の行動のモデルとなる人が身近にいることになり、またその人からの１対１の支援を受けることになるので研究を進めやすくなります。

表６－４を見てください。アスペルガー症候群（高機能自閉症スペクトラム）の

表 6-4 ASD[*1] の大学生が遭遇しやすい問題と支援方法

ASD の大学生が遭遇しやすい主な困難		専門家による支援の例
1. 人間関係、コミュニケーションの問題	・孤立 ・1人暮らしによる家族からの支援の減少 ・研究室の構成メンバーとのつきあい ・グループでの実験や実習	・安らげる居場所、相談場所の提供 ・好みや趣味を共有できるサークルなどへの参加 ・SST[*2]、自己主張訓練の提供 ・社会的ルールの助言 ・担当教員や指導にかかわる研究室構成員への ASD 学生の特性の説明
2. スケジュール管理、生活リズムの問題	・登校時間が毎日異なる ・1人暮らしによる生活リズムの乱れ ・遅刻、欠席、ひきこもり ・レポート、論文作成と提出 ・アルバイト、サークル活動 ・研究遂行	・保護者などへのモーニングコール、タイム・マネジメントの援助要請 ・相談施設でのペースメーカー役の提供（登校チェック、レポート進行チェックなど） ・ゲーム機器やパソコン使用の制限 ・アルバイト、サークルの内容・時間の変更の助言 ・1人暮らしから実家への転居の勧奨 ・睡眠記録のチェックと助言 ・1対1での定期的な研究指導 ・教職員への学生の特性と配慮方法の説明 ・大学教職員に対する啓発活動
3. 選択と意志決定の問題	・履修登録 ・ゼミ、研究室決定 ・研究テーマ決め	・相談、情報収集できる場の確保（学内の相談室、居場所、サークルなど） ・履修登録、ゼミ・研究室の選択などの助言 ・卒業論文テーマ決めの助言 ・担当教職員との橋渡し ・情報収集の支援

＊1　ASD：自閉症スペクトラム障害
＊2　SST：社会生活技能訓練

大学生が遭遇しやすい問題と支援方法がまとめられています。

2）就労支援

発達障害者支援法の制定以後、知的障害を伴わない自閉症スペクトラムの人の就労支援ニーズが急速に拡大しています。高校や大学を卒業した後、就職活動の結果が出なかったり、いったん就職しても早々に離職してしまい、就労の失敗を契機に発達障害に気づく人が増えています。

アスペルガー症候群（高機能自閉症スペクトラム）の人の就労上の課題と就労支援について述べます[8]。

❶職場でおこりがちな問題

・職場にある暗黙のルールが理解できず、皆と異なった行動をしてトラブルとなる

・ルールに幅をもたせることができず、些細なミスが許せない

・同時に複数の仕事を行うのが苦手である

・臨機応変の判断が難しい

・自分の能力を過大に評価して、単純作業を蔑視する
・自分のやり方にこだわる

❷障害者雇用と障害受容

アスペルガー症候群（高機能自閉症スペクトラム）の人が障害者での就職を受け入れることは容易ではありません。とくに青年期・成人期に診断を受けた人の場合、障害の認識と受容は時間がかかるプロセスであり、手帳を取得して障害者雇用で就職するまでにはいくつもの壁があります。

面接などで、障害者雇用について言葉で説明する方法はあまり効果的でありません。これまでの失敗理由を具体的に整理し、それらに対応させて障害者雇用のメリットを伝えたり、短期間のアルバイトや実習経験を積むなかで、具体的に何ができないか、その理由は何か、どのようなサポートが必要か、などについて相談を重ねていくことが効果的です。

❸雇用支援

障害者雇用制度を利用しての就労には一般就労と福祉型就労があります（表6-5参照）。

表6-5　障害者の就労

- 一般就労：一般企業等で雇用契約に基づいて就労
- 福祉型就労：一般就労が困難な場合、雇用契約を結ばない生産活動の場を提供する（旧授産施設、旧福祉工場など）

※障害者としての就労を希望しない場合（一般的な雇用）は上記支援の対象にならないことに注意

障害者の就労支援は、ハローワーク、地域障害者職業支援センター、障害者就業・生活支援センターなどで行われています。こういったサービスの利用には障害者手帳（療育手帳、精神障害者保健福祉手帳）あるいは医師意見書が必要です。障害者としての就労を希望しない場合は労働の雇用支援の対象とはなりません。[9]

また、地域障害者職業センターや障害者職業能力開発校においては、発達障害を対象とした職業訓練を実施しています。いずれもまずハローワークが窓口となります。

❹ジョブコーチを活用する

ジョブコーチとは障害のある人が働く職場に一定期間入り、仕事の訓練や人間関係の調整などを行う就労支援の方法で、発達障害者の就労支援においても、障害特性を従業員に伝えたり、人と仕事のマッチングを調整したりする役割が期待されています。

ジョブコーチを利用する際には、ハローワークまたは障害者職業センターに申しこむことが必要です。しかし実際には、発達障害者の支援経験が豊富なジョブコーチは多くないのが現実であり、今後発達障害を専門とするジョブコーチを養成、配置することが期待されます。

おわりに

近年、発達障害の概念は大きく変化し、これまで珍しい疾患ととらえられていた自閉症は自閉症スペクトラムとしては１１０人に１人は見られる、まれでない障害と考えられるようになりました。

この社会的認識の変化に知的障害のない発達障害であるアスペルガー症候群が大きな貢献をしました。そしてこのことは障害をどのようにとらえるかという根本的な問題をも提示しました。

健常者と発達障害者は明確に区別されるものではなく、健常者からの連続上に、まさにスペクトラム（連続体）として発達障害は存在するのです。個性として見なされる症状から障害として捉える症状まで連続上に存在する特性を有していると考えられるわけです。

そのように考えた場合、発達障害者を治療するという考え方はなじみません。発達障害者が現在の社会のなかでどのようになれば生きやすくなり、社会がどのように変われば発達障害者を生きやすくすることができるかという、発達障害者と社会がお互いに歩み寄る姿勢が重要になるのです。

発達障害者も発達障害を免罪符にして周囲に一方的に依存するのではなくこの社会を主体的に生きる努力が必要です。健常者が主流になって運営されていると考えられている社会も発達障害者を受け入れ、生きやすくする社会をつくる努力が不可欠です。

発達障害の概念の変化は精神医学の枠組みも大きく変えました。これまで発達障害は児童思春期精神医学領域のみの分野で語られてきました。しかし、成人以降に発達障害の特性ゆえにうつ病や双極性障害や不安障害や統合失調症症状などが出現しやすくなることがわかってきました。そして発達障害に併存するそれらの障害は発達障害の見られない場合とは治療の視点が異なることがあります。成人の場合においてもさまざまな精神疾患を治療する際にその根底に発達障害が存在しているかどうかを把握することは臨床上非常に重要なことがわかってきました。

いま、児童精神科医だけではなく成人を対象とする一般の精神科医が発達障害に大きな関心を寄せるようになりました。

この本が発達障害を理解する一助となり、発達障害者が少しでも社会のなかで生きやすくなる参考になれば幸いです。

■参考文献

《第1章》

1）杉山登志郎、辻井正次編著（1999）：高機能広汎性発達障害：アスペルガー症候群と高機能自閉症、ブレーン出版

2）滝川一廣（2011）：成人期の広汎性発達障害とは何か：青木省三、村上伸治編：専門医のための精神科臨床リュミエール23 成人期の広汎性発達障害、中山書店、17-28

3）アミークライン、フレッド・R・ヴォルクマー、サラ・S・スパロー編 山崎晃資監訳（2008）：総説アスペルガー症候群、明石書店

4）山崎晃資（2008）：成人期のアスペルガー症候群の診断上の問題、精神医学50、641-650

5）杉山登志郎（2012）：Asperger 症候群、山崎晃資、牛島定信、栗田広編著：現代児童青年精神医学、永井書店、170-181

《第2章》

1）加藤敏（2008）：アスペルガー障害における「言語世界への入場」「現実との接触」——診断学的および精神病理学的検討、精神科治療学23、199-211

2）加藤敏（2008）：成人期のアスペルガー症候群（障害）とシゾイドパーソナリティ障害、および統合失調病質（Kretschmer）、精神医学50、669-679

3）神尾陽子（2008）：アスペルガー症候群の概念——統合失調症スペクトラム障害との関連における概念の変遷と動向、精神科治療学23、127-133

4）広沢正孝（2011）：成人の高機能広汎性発達障害とアスペルガー症候群、医学書院

5）岡田尊司（2009）：アスペルガー症候群、幻冬舎

6）ルーク・Y・ツァイ、十一元三訳（2012）：その他の広汎性発達障害、ウィーナー・ダルカン編著、齊藤万比古、生地新総監訳：児童青年精神医学大事典、西村書店、249-271

7）十一元三（２０１０）：広汎性発達障害――Ａｓｐｅｒｇｅｒ症候群（Ａｓｐｅｒｇｅｒ障害）、飯田順三編著：脳とこころのプライマリケア４　子どもの発達と行動、シナジー、２８１-２８８

《第3章》

1）神尾陽子編著（２０１２）：成人期の自閉症スペクトラム診療実践マニュアル、医学書院
2）岡田尊司（２００９）：アスペルガー症候群、幻冬舎

《第4章》

1）Frazier JA, Biderman J, Bellordre CA et al（2001）：Should the diagnosis of attention-deficit hyperactivity disorder be considered in children with pervasive developmental disorder? J Attention Disord 4：203-211
2）Kanner L（1943）：Autistic disturbance of affective contact. Nerv Child 2：217-250
3）Rutter M（1968）：Concepts of autism: a review of research. J Child Psychol Psychiatry 9：1-25
4）太田豊作、飯田順三（２０１１）：薬物療法、青木省三、村上伸治（編）：成人期の広汎性発達障害、中山書店、２４３-２５１
5）傳田健三、賀古勇輝、佐々木幸哉他（２００４）：小・中学生の抑うつ状態に関する調査――Birleson自己記入式抑うつ評価尺度（ＤＳＲＳ-Ｃ）を用いて、児童青年精神医学とその近接領域　45：４２４-４３６
6）Ghaziuddin M, Ghaziuddin N and Greden J（2002）：Depression in persons with autism: Implication for research and clinical care. J Autism Dev Disord 32：299-306
7）Leyfer OT, Folstein SE, Bacalman S et al（2006）：Comorbid psychiatric disorders in children with autism: Interview development and rates of disorders. J Autism Dev Disord 36：849-861
8）並木典子、杉山登志郎、明翫光宣（２００６）：高機能広汎性発達障害にみられる気分障害に関する臨床的研究、小児の精神と神経　46：２５７-２６３

9）Abraham A, Stafford B（2007）：Eating disorders. Kliegman RM et al（eds）：Nelson Textbook of Pediatrics, 18th edition. WB Saunders, Philadelphia, pp127-130
10）Steinhausen HC（2002）：The outcome of anorexia nervosa in the 20th century. Am J Psychiatry 159 : 1284-1293
11）日本小児心身医学会摂食障害ＷＧ（２００８）：多施設共同研究「摂食障害グループ」神経性無食欲症に関する調査報告——診療状況および二次調査，子どもの心とからだ 17：69－72
12）和田良久（２０１０）：発達障害を合併する摂食障害，精神神経学雑誌 １１２：７５０－７５７
13）Rumsey J, Rapoport J and Sceery W（1985）：Autistic children as adult: psychiatric, social and behavioral outcome. J Am Acad Child Adolesc Psychiatry 24 : 465-473
14）Mattila ML, Hurting T, Haapsamo H et al（2010）：Comorbid psychiatric disorders associated with Asperger syndrome/high-functioning autism : a community and clinic-based study. J Autism Dev Disord, 40 : 1080-1093
15）Gordon CT, State RC, Nelson JE et al（1993）：A double-blind comparison of clomipramine, desipramine, and placebo in the treatment of autistic disorder. Arch Gen Psychiatry 50 : 441-447
16）McDougle CJ, Naylor ST, Cohen DJ et al（1996）：A double-blind, placebo-controlled study of fluvoxamine in adults with autistic disorder. Arch Gen Psychiatry 53 : 1001-1008
17）杉山登志郎（１９９４）：自閉症に見られる特異な記憶想起現象——自閉症の time slip 現象，精神神経学雑誌 96：２８１－２９７
18）飯田順三（２０１１）：発達障害児の人格発達の可能性と限界，齊藤万比古，笠原麻里（編）：子どもの人格発達の障害，中山書店，１１５－１３４

《第5章》

1）Baron-Cohen S（2002）：The extreme male brain theory of autism. Trends Cogn Sci 6 : 248-254
2）Baron-Cohen S（2002）：The extreme male brain theory of autism. Trends Cogn Sci 6 : 248-254

3）Hallmayer J, Cleveland S, Torres A, et al（2011）：Genetic heritability and shared environmental factors among twin pairs with autism. Arch Gen Psychiatry 68 : 1095-1102

4）Kong A, Frigge M L, Masson G, et al（2012）：Rate of de novo mutations and the importance of father's age to disease risku 488 : 471-475

5）Jamain S, Quach H, Betancur C, et al（2003）：Mutations of the X-linked genes encoding neuroligins NLGN3 and NLGN4 are associated with autism. Nat Genet 34 : 27-29

6）Glessner J T, Wang K, Cai G, et al（2009）：Autism genomewide copy number variation reveals ubiquitin and neuronal genes. Nature 459 : 569-573

7）Yamasue H, Ishijima M, Abe O et al（2005）：Neuroanatomy in monozygotic twins with Asperger disorder discordant for comorbid depression. Neurology 65 : 491-492

8）Carr L, Lacoboni M, Dubeau M C, et al（2003）：Neural mechanisms of empathy in humans : a relay from neural systems for imitation to limbic areas. Proc Natl Acad Sci USA 100 : 5497-5502

9）Yamasue H, Abe O, Suga M, et al（2008）：Sex-linked neuroanatomical basis of human altruistic cooperativeness. Cereb Cortex 18 : 2331-2340

10）Baron-Cohen S, Ring H A, Wheelwright S, et al（1999）：Social intelligence in the normal and autistic brain : an fMRI study. Eur J Neurosci 11 : 1891-1898

11）Pierce K, Redcay E（2008）：Fusiform function in children with an autism spectrum disorder is a matter of "who". Biol Psychiatry 64 : 552-560

12）Sparks BF, Friedman S D, Shaw D W, et al（2002）：Brain structural abnormalities in young children with autism spectrum disorder. Neurology 92 : 184-192

13）Schmahmann J D, Sherman J C（1998）：The Cerebellar cognitive affective syndrome. Brain 121 : 561-579

14）Burgess N K, Sweeten T L, McMahon W M, et al（2006）：Hyperserotoninemia and altered immunity in autism. J Autism Dev Disord 36 : 697-704

15）Mulder E J, et al（2004）：Platelet serotonin levels in pervasive developmental disorders and mental retardation : Diagnostic group differences, within-group distribution, and behavioral correlates. J Am Acad Child Adolesc Psychiatry 43 : 491-499
16）Murphy D G, Daly E, Schmitz N, et al（2006）：Cortical serotonin 5-HT2A receptor binding and social communication in adults with Asperger's syndrome : An in vivo SPECT study. Am J Psychiatry 163 : 934-936
17）Posey D J, Erickson C A, McDougle C J（2008）：Developing drugs for core social and communication impairment in autism. Child Adolesc Psychiatr Clin N Am 17 : 787-801
18）Davanzo P A, King B H（1996）：Open trial lamotrigine in the treatment of self-injurious behavior in an adolescent with profound mental retardation. J Child Adolesc Psychopharmacol 6 : 273-279
19）Uvebrant P, Bauziene R（1994）：Intractable epilepsy in children. The efficacy of lamotrigine treatment, including non-seizure-related benefits. Neuropediatrics 25 : 284-289
20）King B H, Wright D M, Handen BL, et al（2001）：Double-blind, placebo-controlled study of amantadine hydrochloride in the treatment of children with autistic disorder. J Am Acad Child Adolesc Psychiatry 40 : 658-665
21）Weiler I J, Irwin S A, Klintsova A Y, et al（1997）：Fragile X mental retardation protein is translated near synapses in response to neurotransmitter activation. Proc Natl Acad Sci USA 94 : 5395-5400
22）McBride S M, Choi C H, Wang Y, et a（2005）l：Pharmacological rescue of synaptic plasticity, courtship behavior and mushroom body defects in a Drosophila model for fragile X syndrome. Neuron 45 : 753-764
23）Harden A Y, Handen B L（2002）：A retorospective open trial of adjunctive donepezil in children and adolescents with autistic disorder. J Child Adolesc Psychopharmacol 12 : 237-241
24）Chez M G, Aimonovitch M, Buchanan T, et al（2004）：Treating autistic spectrum disorders in children : utility of the cholinesterase inhibitor rivastigmine tartrate. J Child Neurol 19 : 165-169

25）Nicolson R, Caven-Thuss B, Smith J（2006）：A prospective, open-label trial of galantamine in autistic disorder. J Child Adolesc Psychopharmacol 16 : 621-629
26）Klin A, Volkmar F R, Sparrow SS, et al（1995）：Validity and neuropsychological characterization of Asperger syndrome : convergence with nonverbal learning disabilities syndrome. J Child Psychol Psychiatry 36 : 1127-1140
27）Gunter H L, Ghaziuddin M, Ellis H D（2002）：Asperger syndrome : tests of right hemisphere functioning and interhemispheric communication. J Autism Dev Disord 32 : 263-281

《第6章》

1）吉田香織、内山登紀夫（２０１２）：広汎性発達障害の心理社会的支援をめぐって、Pharma Medica 30：33－36
2）山口薫、豊田和子（１９９４）：カード式ポーテージ乳幼児教育プログラム、主婦の友社、東京
3）佐藤剛、土田玲子、小野昭雄（１９９６）：みんなの感覚統合――その理論と実践、パシフィックサプライ、大阪
4）Wiener J M, Dulcan M K Eds（2004）：Textbook of child and adolescent psychiatry, third edition. The American psychiatric publishing, Washington DC（岡田俊訳［２０１２］：自閉性障害、齊藤万比古、生地新総監訳：児童青年精神医学大事典、西村書店、東京）
5）岡田俊（２０１０）：広汎性発達障害に対する薬物療法、市川宏伸編：専門医のための精神科臨床リュミエール19　広汎性発達障害――自閉症へのアプローチ、中山書店、１５６－１６５
6）岩坂英巳他編著（２００４）：ＡＤ／ＨＤ児へのペアレント・トレーニングガイドブック、じほう
7）川瀬英里、片岡聡、佐々木司（２０１１）：大学生への援助、青木省三、村上伸治編：専門医のための精神科臨床リュミエール23　成人期の広汎性発達障害、中山書店、１６４－１７４
8）小川浩（２０１０）：就労における広汎性発達障害への対応、市川宏伸編：専門医のための精神科臨床リュミエール19　広汎性発達障害――自閉症へのアプローチ、中山書店、１９２－１９７
9）深津玲子（２０１２）：ＡＳＤ成人の社会参加に向けて、神尾陽子編：成人期の自閉症スペクトラム診療実践マニュアル、医学書院、79－83

シリーズ監修者

齊藤万比古（さいとう・かずひこ）

1979年7月国立国府台病院児童精神科。2003年4月国立精神・神経センター精神保健研究所児童・思春期精神保健部長。2006年5月国立精神・神経センター国府台病院リハビリテーション部長。2010年4月独立行政法人国立国際医療研究センター国府台病院精神科部門診療部長。2013年4月母子愛育会総合母子保健センター愛育病院小児精神保健科部長。日本児童青年精神医学会理事長、日本精神神経学会代議員、日本思春期青年期精神医学会運営委員。

専門は児童思春期の精神医学。長年、不登校・ひきこもりに関する臨床と研究に取り組んでいる。

編著書に『ひきこもり・不登校から抜け出す！』（日東書院　2013)、『素行障害—診断と治療のガイドライン』（金剛出版　2013)、『子どもの心の診療シリーズ１〜８』（中山書店　2009)、監訳書に『児童青年医学大事典』（西村書店　2012）など多数。

市川宏伸（いちかわ・ひろのぶ）

東京大学大学院薬学研究科修士課程修了、北海道大学医学部卒業。東京医科歯科大学神経精神科を経て、1982年より東京梅ヶ丘病院に勤務。1998年より同病院副院長、2003年より同病院院長となり、現在に至る。日本児童青年精神医学会監事。

専門は児童精神医学、発達障害。

編著書に『発達障害—早めの気づきとその対応』（中外医学社　2012)、『AD/HDのすべてがわかる本』（講談社　2006)、『広汎性発達障害の子どもと医療』（かもがわ出版)、『子どもの心の病気がわかる本』（講談社　2004）など多数。

本城秀次（ほんじょう・しゅうじ）

名古屋大学医学部精神医学教室助手、名古屋大学教育学部助教授を経て、現在、名古屋大学発達心理精神科学教育研究センター児童精神医学分野教授。医学博士。日本児童青年精神医学会常務理事、日本乳幼児医学・心理学会理事長、愛知児童青年精神医学会理事長。

専門は児童・青年精神医学。とりわけ、登校拒否、家庭内暴力、あるいは、強迫性障害、摂食障害など、神経症的問題に対して臨床的、心理療法的研究をおこなっている。 著訳書に『今日の児童精神科治療』(金剛出版　1996)、『乳幼児精神医学入門』（みすず書房　2011)、『子どもの発達と情緒の障害』（監修 岩崎学術出版社　2009)、コフート『自己の治癒』『自己の修復』（みすず書房　1995）他多数。

［著者紹介］

◉編著者、第１章〜３章、第６章４〜６執筆

飯田順三（いいだ・じゅんぞう）

奈良県立医科大学名誉教授、医療法人南風会 万葉クリニック子どものこころセンター絆センター長。

1956 年生まれ、奈良県立医科大学看護短期大学部、奈良県立医科大学医学部看護学科、奈良県立医科大学医学部看護学科学科長を経て、現職精神保健指定医、日本精神神経学会精神科専門医、日本児童青年精神医学会認定医。

専門は児童思春期精神医学、発達障害。

日本児童青年精神医学会理事、日本サイコセラピー学会理事、日本 ADHD 学会理事、日本精神神経学会代議員。

著書に『児童青年精神医学大事典』（西村書店）、『脳とこころのプライマリケア４　子どもの発達と行動』（シナジー）、『子どもの心の診療シリーズ８　子どもの精神病性障害』（中山書店）などがある。

●第４章、第６章１〜３執筆

太田豊作（おおた・とよさく）

奈良県立医科大学卒業、奈良県立医科大学附属病院精神科、東大阪市療育センター、大阪市中央児童相談所、南風会 下市病院、奈良県立医科大学精神医学講座助教を経て、奈良県立医科大学医学部看護学科人間発達学教授。精神保健指定医、医学博士。

日本精神神経学会（専門医、指導医）、日本児童青年精神医学会（認定医）、日本精神保健・予防学会、日本 ADHD 学会所属。

著書・訳書に『子どもの強迫性障害 診断・治療ガイドライン』（星和書店）、『児童青年精神医学大辞典』（西村書店）などがある。

●第５章執筆

山室和彦（やまむろ・かずひこ）

奈良県立医科大学附属病院精神医学講座医員、天理よろづ相談所病院精神神経科を経て、奈良県立医科大学附属病院精神医学講座助教。

日本精神神経学会（専門医）、日本児童青年精神医学会、日本生物学的精神医学会所属。

著書に『精神科研修ハンドブック』（海馬書房）、『成人期の自閉症スペクトラム診療実践マニュアル』（医学書院）などがある。

■組版　GALLAP
■装幀　根本真路
■装幀画　祖敷大輔
■本文デザイン　飯塚文子

子どものこころの発達を知るシリーズ ②

アスペルガー症候群（高機能自閉症スペクトラム）の子どもたち ——その病像論の誕生から消滅まで

2014 年　4 月 25 日　第 1 刷発行
2021 年　5 月 20 日　第 3 刷発行

監修者　齊藤万比古 ＋ 市川宏伸 ＋ 本城秀次
編著者　飯田順三
発行者　坂上美樹
発行所　合同出版株式会社
東京都小金井市関野町 1-6-10
郵便番号　184-0001
電話 042（401）2930
振替 00180-9-65422
ホームページ　http://www.godo-shuppan.co.jp/
印刷・製本　新灯印刷株式会社

■刊行図書リストを無料進呈いたします。
■落丁・乱丁の際はお取り換えいたします。

ISBN978-4-7726-1144-2　NDC 370　210 × 148

大好評既刊！

子どもの
こころの
発達を知る
シリーズ
01

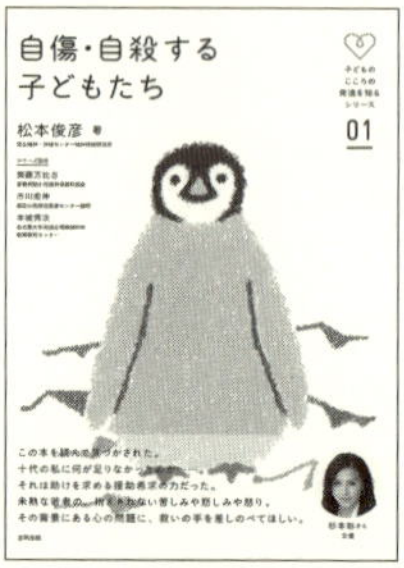

女優
杉本彩さん推薦

自傷・自殺する
子どもたち

松本俊彦 著
国立精神・神経センター精神保健研究所

悩みや苦痛を抱えたときに一人で抱え込み、誰にも助けを求めないこと。これこそが最大の自傷的な行動であり、同時に、子どもの将来における自殺リスクを高める根本的な要因なのです。

子どもの傷つけられた体験を理解し、子どもを救うためにはどうサポートしていけばいいのかを考えます。

定価1500円（＋税）
ISBN 978-4-7726-1145-9

合同出版